光尘
LUXOPUS

U0335561

Jon Anders Halvorsen

THE SKIN

皮肤传

[挪威] 乔恩·安德斯·霍尔沃森 著

张瑶 译

全国百佳图书出版单位
中国中医药出版社
·北 京·

THE SKIN (HUDEN ER GUDEN. EN HUDLEGE FORTELLER OM KROPPENS STØRSTE ORGAN)

by Jon Anders Halvorsen

Copyright © 2018 by Jon Anders Halvorsen

Published by arrangement with Stilton Literary Agency, through The Grayhawk Agency Ltd.

Simplified Chinese translation copyright 2022 by Beijing Guangchen Culture Communication Co., Ltd.

All rights reserved.

中文简体字版权专有权属北京光尘文化传播有限公司所有

北京市版权局著作权登记

图字：01-2022-1180

图书在版编目（CIP）数据

皮肤传 /（挪威）乔恩·安德斯·霍尔沃森著；张瑶译 . —北京：中国中医药出版社，2022.8
ISBN 978-7-5132-7508-8

Ⅰ . ①皮… Ⅱ . ①乔… ②张… Ⅲ . ①皮肤—普及读物 Ⅳ . ① R322.99-49

中国版本图书馆 CIP 数据核字（2022）第 052849 号

中国中医药出版社出版

北京经济技术开发区科创十三街 31 号院二区 8 号楼

邮政编码　100176

传真　010-64405721

北京中科印刷有限公司印刷

各地新华书店经销

开本 880×1230　1/32　印张 9.75　字数 242 千字

2022 年 8 月第 1 版　2022 年 8 月第 1 次印刷

书号　ISBN 978-7-5132-7508-8

定价　59.00 元

网址　www.cptcm.com

服 务 热 线　010-64405510

购 书 热 线　010-89535836

维 权 打 假　010-64405753

微信服务号　zgzyycbs

微商城网址　https://kdt.im/LIdUGr

官 方 微 博　http://e.weibo.com/cptcm

天猫旗舰店网址　https://zgzyycbs.tmall.com

如有印装质量问题请与本社出版部联系（010-64405510）

版权专有　侵权必究

给我的孩子哈康

作者寄语

　　在本书中，我尽可能多地使用挪威医学术语，但有时候我还是选择在括号里写下疾病的全称，这样便于那些想要寻找图片或者更多相关信息的读者能够轻松地找到对应的疾病。我还列出了所有扩展阅读资料的详细清单，方便那些对此感兴趣的人进一步阅读。

乔恩·安德斯·霍尔沃森

扫一扫，查阅本书扩展阅读资料

感受一下，让你产生感觉的，便是皮肤。皮肤无处不在，覆盖你的周身。在你的脚底、你的腋下，在私处，在臀部，在头发之下，在小小的指尖上，在双眼周围，在耳朵里面，到处都是皮肤。

每一天，你都会看到、摸到你的皮肤。但是，关于这个身体上最大的器官，你又真的了解多少呢？这里列出了一些你可以从这本书中读到的事实和见解：

- 当你70岁的时候，你的全身已经脱落掉了约50千克重的死皮。
- 如果你把全身的色素细胞收集在一起，它们将会像一块方糖那般大。
- 每一年，死于皮肤癌的人数是死于交通意外的三倍。
- 两万年以前，这世上很可能不存在蓝眼睛或浅肤色的人。

作为一名医学生，我对皮肤这个学科很感兴趣。在一开始的几个学期里，我所见到的都是身体内部存在疾病的患者。到了学习皮肤的那个学期，我才终于见到了这类疾病。

老实说，我最终成为一名皮肤科医生还是存在一些巧合因素的。作为一名刚取得医生资格的新手，我最初是在于勒沃医院的皮肤科做临终关怀的工作。我在那里遇到的医护人员为人都十分的热情友善。当他们给我打来电话并且在通话的最后问我是否愿意在他们那里工作一个月的时候，我很高兴地答应了。

皮肤科医生的工作就是翻译出皮肤的语言，并诊断和治疗患有湿疹、皮肤癌、过敏、牛皮癣①、痤疮，以及数以百计的其他皮肤病的患者。我越了解皮肤，就越对这个器官感兴趣。皮肤保护我们不受感染和紫外线的侵害，还帮助我们调节体温，甚至在我们与人交往中也起到重要的作用。

每次看到患者对他们的康复表示感激时，我就越发感觉到皮肤的重要。

皮肤是我们展露给外界的画布。我们所看到的彼此，目之所及皆皮肤。因此，皮肤的状态和感觉能对我们产生精神和社交上的影响也就不足为奇。皮肤与我们的生命质量息息相关。

身体是我们的圣殿。以前，我们将身体健康寄托于神明，但是现在，我们中的许多人已经能掌握自己的健康。我们与病魔和疼痛抗争，并渴求苗条、强健的体魄。个体被放到中心的位置上，并且我们也有幸成为最好的自己。因此，我们身体的包装纸——皮肤，也必须青春无瑕。

乔恩·安德斯·霍尔沃森

---

① 本书中所提到的"牛皮癣"一律指西医学中的"银屑病"。

目　录

第一章

胎儿的生命——皮肤之初

如果有一天，你一觉醒来发现自己没有皮肤了，会怎样呢？你会说，这是一个不可能的疯狂念头，对吗？不管怎么说，就让我们试着想象一下在失去皮肤的那一刻会发生什么吧。

　　躺在床上的你看起来像是一个黏糊糊、湿漉漉、僵尸一样的生物体，只有肌肉和肌腱。当你把双脚踩在地面上，站起身来，你的鲜血、淤血和形如黄胶的脂肪开始在你的体内流动。由于你根本搞不明白你的脚底是怎样碰触地面的，你会在身体毫无支撑的情况下跌进厨房。如果你碰巧还要和家人共进早餐，他们不但完全认不出你，还很可能受到惊吓。他们会想，坐在他们面前的是世界上这近80亿人中的哪一位，因为人类如果没有皮肤是不大可能被区分的。此时的你如果试图用一个友善的微笑缓解气氛，那他们能注意到的只能是你的一口大黄牙。

　　你本该骑车去上班，但那没有皮肤的身体在清晨柔和的阳光下，不出几分钟就会感到灼痛难忍。很快，你就会因身体过热而崩溃，因为你再也没法通过出汗来调节体温了。如果不出意外，细菌和真菌很快就会侵入你的身体，并在你的体内开始分解和腐败。如果温度一直很高，而且空气又不是很干燥，几周之后的你就会变成一副骷髅骨架和你的自行车长眠在一起。没有皮肤的早晨将是一场短暂的死亡之旅。

　　皮肤最初出现在几百万年以前。那一天，一些细胞决定联合起来组成一个多细胞有机体。细胞是身体最小的构成单位，并且被液体包围着。这个多细胞有机体需要一个介于细胞团和外界之间的屏障，而我们的屏障就是皮肤，并且它几乎是防水的。因此，也可以说，人是一个供细胞居住、有生命的移动水族馆。

　　我们的这层 1 毫米薄、半透明的膜是独一无二的，而且我们活着时都离不开它。皮肤不仅是身体最大的器官，还是对抗外界的终极保护，同时也是我们与外部世界之间的边界。皮肤是一个屏障，它给了我们靠近周遭事物的机会，我们用皮肤和别人进行身体接触。得益于皮肤的接触，我们才可以成为完整的人；也正是得益于皮肤的接触，我们才可以创造出新的人。

从受精卵到皮肤

　　当一个精细胞和一个卵细胞融合时，一个新的生命就产生了。来自父母双方的遗传物质相结合，形成一个有 23 对染色体的全新细胞。在最初的 24 小时里，构成这个新身体的只有一个细胞。在大约 3 天以后，它会拥有 16 个细胞，5 天后增至 60 个细胞，并在 6 天后达到 110 个细胞。到了第 7 天，这个小小的、脆弱的细胞团就会滑过整条输卵管并到达子宫。一旦到了那里，它就会开始着上子宫壁，并在接下来的 37 周里继续生长。

　　这个细胞团很快就会长成一个充满液体的小球。小球的一部分成为胎盘和胚胎，这个平整的"圆盘"从小球内部将其分成两个空腔，并且不久之后会变成胚胎。一开始，身体就像一个圆盘，受孕后的第 18 天，这个由三层构成的圆盘将会长出身体中的各个器官。

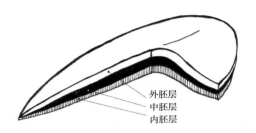

注：受孕后的短时间内，身体由一个三层的圆盘构成。

最外面的一层被称为"外胚层"，它会发育成接触外部世界的身体部分。外胚层会变成皮肤，也会变成头发、指甲、汗腺、乳腺、牙釉质、感觉器官的一部分、神经、脊髓和大脑。

圆盘中间的一层被称为"中胚层"，它将发育成身体的大部分器官。它将决定一个人的身形，并构成肌肉、骨骼、软骨、心脏、肾脏、脾脏、血细胞以及皮肤的底层部分。

圆盘的最内层，我们称之为"内胚层"。它的绝大部分构成了人体中的腔体，例如食道、胃、肠、肝脏、胆囊、胰腺和肺。

这个三层圆盘很快就开始弯曲，身体也因此成了一个外胚层（皮肤）在外、初生肠在内的小管道。在这一阶段，人就像是一只小毛毛虫：一个由皮肤包裹、中间有个将发育成胃肠的小管道的细长生命体。

皮肤与大脑同源

正如之前提到的，外胚层会发育成皮肤，也会长成脊髓和大脑。长在体外的一部分是如何成为身体内部的大脑的呢？在接下来的几天里，外胚层变得越来越厚，20天后会出现一个纵向的小凹陷，就像一个小山谷。之后在很短的时间内，谷底的一面会长在一起，直到长成一个封闭的通道。这条通道从圆盘的一端行至另一端，并且与之平行。正是这条通道及其周围的细胞，将会发育成脊髓和大脑。

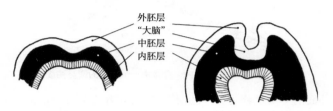

外胚层
"大脑"
中胚层
内胚层

注：主体的横截面像一个弯曲的圆盘。大脑发育自外胚层的一个纵向凹陷。

你有没有听说过"脊柱裂"一词？那就是一种脊髓在脊柱表面未闭合或近乎打开的情形。与之相随的脊髓与神经很可能会因此受损，而后导致瘫痪以及其他神经系统问题。其原因就是，像之前描述的那样，这条通道在胎儿期最初的几周内没有闭合。新生儿出生时患有脊柱裂的风险与遗传因素、孕期饮食以及紫外线对母体皮肤的影响有关。最后这个因素我将在本书后面的部分谈及。

皮肤和大脑同源这件事看起来似乎有些自相矛盾，但是别忘了，大脑有一个功能就是接收并传译来自身体外部的信息。这样一来，大脑发育自皮肤之初的一个封闭部分的事实就没那么奇怪了。

在某些方面，皮肤要比其他器官更像大脑。皮肤中布满神经，皮肤的接触对儿童和成人的心理都具有重要意义。如果皮肤受损，它将会通过神经给大脑发信号，而这个信号就会被译为痛觉。因此，在某种程度上，皮肤就像是神经系统外延的一部分。如果我们有时候把皮肤当作是神经系统的一部分来看，就可以更好地了解我们的身体。有的人甚至会夸张地把皮肤称为大脑暴露在外的部分。

作为一名皮肤科医生，我会经常想到皮肤和大脑之间的封闭连接。每天都有患者对我说，一旦感受到压力和精神紧张，他们的皮肤病就会变得更加严重。其实这并不奇怪，因为大脑和皮肤可以对同一神经递质敏感。

让我来举一些例子：组胺是一种能让我们更为清醒的物质，但它同时也会造成瘙痒。用于治疗过敏的抗组胺药，会减弱组胺的功效。这种药可以有效地治疗瘙痒与荨麻疹，但是它的副作用就是患者在服药期间会感到疲累。在感受到压力时，肾上腺会分泌肾上腺素进入血液。这些肾上腺素会改变皮肤中的供血与免疫系统，与此同时，大脑也将变得更为警觉和精神集中。因此，这些物质都可以同时对大脑和皮肤产生效用。

当皮肤受到紫外线的照射时，体内的内啡肽和血清素都会增加。内啡肽与吗啡很相似，它们都能减缓疼痛，并使我们感到愉快。血清素还可以调节情绪、睡眠、性欲和胃口。试想一下，半裸着躺在阳光下的你该是多么享受！

与正常人相比，患有神经系统疾病和精神疾病的人的指纹样式看起来与众不同。其原因可能是影响神经系统构成的过程也决定了指纹的形成方式。患有唐氏综合征的人，其手掌上会出现横曲沟，而这在未患有该病症的人中并不多见。

情绪和心情都会对皮肤产生影响，这是一件很多人都曾体验过的事情。比如，青少年在重要约会或大考前感到压力时，会长青春痘，这又该如何解释呢？

皮肤成为感应器

在受孕 4 ~ 5 周后，胚胎会长到 4 毫米长，并初具头部、背部、手臂和腿这样的身体轮廓。

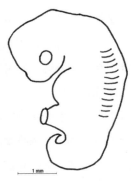

1 mm

注：4 周大的胚胎。

现在，这层薄薄的皮肤——外胚层，其中的一些部分开始形成面部的小坑洼。外胚层会分化形成眼睛和耳朵，并形成嗅觉和味觉。除了构成外部的皮肤和大脑以外，外胚层还是身体感觉器官的重要构成。长在内耳中的听觉器官耳蜗就是由外胚层由外向头部内侧生长而形成的。在眼部，晶状体就是由形成皮肤的外胚层发育而成，而视网膜则是由形成大脑的外胚层发育而成。其他感觉器官也是以同样的方式形成的。从进化论的角度来看，这些感官在最早期的皮肤基础上得以形成的原因可能是，它们都来自通常被称为"感官之母"的触碰。

对胚胎而言，触感是最先发育出来的感官。最原始的生物体也具有这种感官。触感可以从周围环境中提取信息，并将其传送给大脑。胚胎对于触感的反馈最早可推至其形成的第 8 周。首先是嘴唇和面部的触感，此后会扩展至全身。触感绝对是使人类能够了解自己的身体从哪里起始，从哪里终结的根基。

想象一下，你在一个牙科诊所里接受了口腔麻醉，嘴唇和口腔因此变得麻木。你会感觉自己的嘴唇比实际的肿大，而它其实一直都是同样的大小。这难道不奇怪吗？这是因为当触觉消失后，大脑就不再能知道身体所处的位置了。触觉对人而言，是极为重要的。一个人即使天生失明或失聪，也能活得很好。但据我所知，这世上还没有谁是天生就没有触觉的。那样的话，可能就不适于生存了。

触觉和痛觉是紧密相关的。生命在处于胚胎期的时候就可以感觉到触碰，而尚未发育完善的大脑可能要到大约24周的时候，才具备感应疼痛的能力。听觉也是如此。胚胎的其他感官都会在晚些时候才开始工作。我们很难具体得知胎儿是从何时开始获得嗅觉和味觉的。但一些迹象表明，胎儿从28周起就具备这些能力了。眼睑要到26周的时候才开始融合，胎儿在34周之前还是色盲。婴儿在出生的时候，视觉还没有完全发育好。在这里顺便说一个小知识——你知道人能看到的第一种颜色是红色吗？

自己的双胞胎

做一名皮肤科医生的好处就是，我们可以通过皮疹和皮肤的变化，看到关于体内病灶的有用信息。用一种饱含诗意的说法就是，皮肤是身体的一面镜子。在和患者与皮肤疾病打交道多年之后，我不得不承认，这是一个经得住推敲的事实。皮肤本身是一个器官，就像大脑、肺或心脏一样，它也会生病。然而，皮疹或皮肤的变化，有时候可以成为我们了解其他器官病变的关键。

我在美国工作的时候见过一个这样的例子。当时，我正在波士顿的哈佛医学院做一项研究，并和其他医生一起做每周一次的"大巡诊"。在这个过程中，患者们会见到很多医生。有的是为了给年轻医生们一些机会，以便他们看出患者身上的不寻常之处。另外则是因为有的诊断和治疗方法不明确，因此，让更多的医生来观察某个病例，也不失为一种行之有效的办法。数十名皮肤科医生都会参与进来，最后以一场全体讨论作为结尾。

在这场大规模探访中，我走进了一位有着非洲和欧洲血统背景的 18 岁男子的病房。他的皮肤大体是浅棕色的，不寻常的是，他的后背和左上腹部有一些奇怪的深色斑点。我站在那里对着他的皮肤看了很久，那些斑点的颜色是两种棕色的奇异混合。在他胸部的左上方，有一个大约 10 厘米 × 10 厘米大小的斑块，右下方还有一个相似的斑块。他身体的其他部位，有着与这两种颜色明显不同的特殊图形。当时我并不知道这是什么，它与我所听说过的疾病都不相符，连痣也算不上。这种图形也不符合很多皮肤病所具有的解剖学形态。他的皮肤到底为什么会变成那样？

在全体讨论的过程中，我知道了那位年轻男子的诊断结果，因为他已经接受了全面的身体检查。他们检查了他的皮肤细胞的遗传物质，并且发现他的浅色皮肤来自一名男性，而深色区域的皮肤细胞则来自一名女性，他的身上展现出了"嵌合现象"。

简单地说，这名男子就是他自己的双胞胎！没看懂吗？那么这里我需要解释一下。

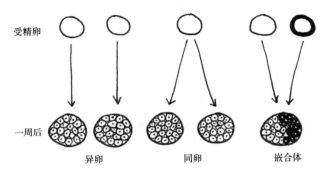

受精卵

一周后

异卵　　　　　同卵　　　　嵌合体

注：异卵双胞胎由两个卵发育而成，而同卵双胞胎则由一个卵发育而来。在极个别的情况下，两个受精卵会成为一个人，即所谓嵌合体。

异卵双胞胎来自同时受精的"两个"卵子，这样的双胞胎会和兄弟姐妹一样地，有些地方相似、有些地方不同。而同卵双胞胎来自"同一个"受精卵。在受孕后的第一周内，这两个胚胎的发育就开始了。这对双胞胎会长得一模一样。你一定听说过这两种双胞胎。然而，上面提到的这位18岁的男子，他的故事则格外与众不同。首先，两个卵子也是同时受精，这一点就像其他双胞胎一样。但是，与两个受精卵各自发育成独立个体所不同的是，它们融合成了一个人！换言之，这名男子的身体是由两部分构成的：深肤色的"姐妹"和浅肤色的"兄弟"。在生理上，这名男子呈现出了男性的特征。但在其他案例中，嵌合现象也意味着有些人会同时具有女性和男性的性器官，也称之为双性人或雌雄同体。

"嵌合现象"这个词源于希腊神话。一个嵌合体是一个由若干不同动物组合而成的虚构生物，其中的典型便是由狮子、山羊和蛇组合而成的喷火怪兽。

嵌合现象可能会导致奇特的后果。美国就有过一个著名案例：在一个儿童归属权案中，要进行基因测试。可测试结果显示，这位名叫莉迪亚·法尔裘尔德的母亲并非她孩子们的生母，她的两个孩子是其他女性所生，莉迪亚因此被控欺诈罪。可是她真的非法取得了对其他人的孩子的抚养权吗？她是否曾为人代孕，所以生出的孩子才会来自其他女性的卵细胞？有关部门想要剥夺她的监护权。当时莉迪亚又一次怀上了已与她分手的男性的孩子。当她快要生出这第三个孩子时，该部门派一名代表到达现场并即刻提取了孩子和母亲的血液样本。奇怪的事发生了，这次测试也同样显示她不是这名新生儿的生母。这时，莉迪亚就是"她自己的双胞胎"的这一可能性已经呼之欲出。基因测试中采样自其血液、皮肤与头发的基因与其子女不符，但从其腹部提取的样本显示，莉迪亚是她孩子们的母亲。因此，她是一名有着承载两套不同遗传物质的正常人体的女性。从遗传学上来看，她就是她自己的姐妹。

头发、指甲与皮层中的腺体

在胚胎早期，外胚层也会成为毛囊、指甲和汗腺。胎儿发育过程中，外胚层中的一部分长成丛状结构并向下长入皮肤之中。

皮肤由数层构成，通常分为三层。最上面的一层发育自外胚层，被称

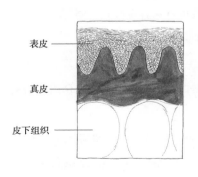

表皮

真皮

皮下组织

为"表皮"。这层表皮覆盖了身体的整个表面，与此同时又和数个小毛囊及腺体相互锚定在皮肤的第二层中。这一层被称为"真皮"，正是这层真皮赋予了皮肤强度和弹性。毛囊和汗腺穿过强韧的真皮，并从表皮一直向下生长至皮肤的第三层，也是最深的一层——"皮下组织"。

皮下组织的主要功能是为身体提供填充和绝缘。它由许多脂肪构成。

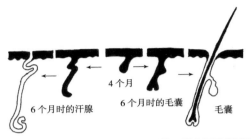

注：汗腺与毛囊均发育自表皮的微小丛状结构，并在胚胎期长入真皮层。

毛囊在胚胎第 8 周左右形成，开始于头部。直到第 20 周，身体的其他部位才开始形成毛囊。这时，胎儿才获得了全部的 500 万个毛囊。就像之前提到的那样，毛囊是由外胚层中的一小簇组织长入真皮层而形成的。在几周之后，这一小簇组织会长成一个通道，并在通道的底部形成一个小结，我们称之为毛囊。它的周身包裹着许多血管，这些血管将为外胚层的细胞提供氧气和营养。这样一来，它们就能够很快地分裂，并长出头发。

指甲也是表皮的一种变体。在第 10 周，指甲在胎儿的手指末端开始形成，并且几周之后同样的事情会发生在胎儿的脚趾上。

人类有两种汗腺：数量较少的一种叫顶泌腺，主要分布在腋下、私处周围，其毛发根部像是空的；更常见的一种叫外分泌腺，分布于周身各处。在胎儿时期，这种常见的汗腺首先形成于手掌和足底，几周之后才会遍布周身。并且只有猿猴和人类才会全身长满这种汗腺，大部分哺乳类动物仅在腿部末端才分布有这种汗腺。这种汗腺的主要功能是为了预防皮肤和物体表面的滑脱。汗液不仅会滋润皮肤，也能使双脚在地面上轻松地站稳。

猿猴和人类身上的汗腺还被赋予了一个特别的功能：它们为避免体温过高发挥了重要的作用。

常见的汗腺首先形成于胎儿的手部和足部，这在某种程度上模仿了人类的进化。这说明在数百万年前，我们曾经与现在的哺乳动物拥有更多的共同特点。胎儿发育过程与人类进化过程相近似这一理论，被称为重演说。这一学说的普及曾在 19 世纪达到全盛。人们绘制出图纸以展现不同的脊椎动物。例如鱼、鸟类与哺乳动物在受精后的几天及几周内，其头部、四肢及尾巴等处看起来是如此的相似。这一学说如今被认为过于笼统，且有失精确。但它依然能够凸显出一些有趣的观点，比如子宫中的胎儿首先在手部与足部发育出汗腺。

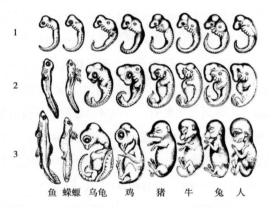

鱼　蝾螈　乌龟　鸡　猪　牛　兔　人

注：重演说，也被称为生物遗传学宪法。不同物种的早期胚胎发育为我们讲述了一个物种进化过程。鱼、鸟类与哺乳动物，在受精后的最初几周内有着许多相似之处。

另一个例子就是乳头。人类有两个乳头，许多哺乳动物长有很多乳头，分列两排，并分布于胸、腹部。在胎儿时期，人也有很多能生成乳头的组织，但大部分人还是只长出两个。而对于有些人来说，这种所谓退化并没有发生，因此他们可能会天生只有一个或更多的乳头。这些多出来的乳头通常会小于正常的乳头，并且会高于或低于正常乳头的位置。男性和女性的身上都可能发生这种事，而且并不稀奇。一些资料估算出，约有 5%

的人长有更多的乳头。它们中有一些会被误认为是痣，并且通常不会造成什么问题。对女性而言，乳头可能会长得更大，并且在青春期和妊娠期看起来更为明显。在这里顺便说一下，有的人曾建议，乳头应该被称为奶头。这有可能是为了避免与那些可由病毒引起的其他种类的疣状物产生混淆。

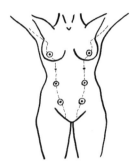

注：人体先天可能长有的多余乳头的排布示意。哺乳动物最初为许多乳房预留出了位置，但大部分人的多余乳房都在最初的胎儿时期完成了退化。

一个关于我们为什么长成了现在这副样子的经典问题是："男人"为什么也长乳头？大部分人可能会以为男人的乳头是没有用的。这是因为在胚胎发育初期，所有胎儿在某种程度上，都是以女孩的形态存在。但在几周后，Y染色体的作用逐步显现，胎儿才因此"转变"成一个男孩。此时，乳头的发育早已经开始了，而身体显然不太愿意为让男人的乳头消退这件事而操心。这说明进化尚不完善。如果进化"消除"掉了男人的乳头，那么由此可能产生的后果就是有一些女人会天生没有乳头。那对于她的孩子来说简直是天大的坏消息。让男人长有乳头可能是因为他们长不长其实都没有关系，但这大大增加了"所有"女性都能长有乳头的可能性。

美国男演员迈克尔·贝里曼就是一个活生生的例子。他证明胎儿最初的皮肤发育自外胚层，并且是许多身体部位的发育起点。他患有一种罕见的疾病，这种疾病导致他先天没有汗腺、指甲和牙齿。这种疾病有一个令人费解的名字，叫作"无汗性外胚层发育不良症"（无汗性的意思是不能出汗）。贝里曼在恐怖电影中出演了各种特别的角色。人们是从《飞越疯人院》《隔山有眼》《星际迷航》《X 档案》等影片开始知道他的。由于患有这种疾病，贝里曼相貌奇特，几乎没有头发，而且有一张很特别的面孔。患有这种疾病的人无法调节体温，在高温天气必须穿上湿的衣服以避免中暑。身体中的汗腺对维持稳定的体温起着至关重要的作用。贝里曼曾说，他其实更愿意成为一名厨师，但厨房里的高温意味着他不得不在职业的选择中退而求其次。于是他成了一名演员。

皮肤的功能

在出生之前，几乎所有的皮肤功能都已准备就绪。但是如果一个新生儿严重早产，就必须对其多加留意，悉心照料，因为他的皮肤还没有完全发育好。在医院里，早产儿需要住在保育箱中，以确保他们处在一个稳定的环境里。在某种程度上，保育箱可以被视为一种人工皮肤，可以调节温度与湿度，并降低早产儿受到感染的风险。

皮肤可以做到近乎防水，这是其最重要的特性之一。因而皮肤也在我们的体周空气与富含水分的身体之间进行了一个明确的划分。例如，大面积烧伤的问题在于这层屏障遭到破坏以及身体因此流失了大量水分，其极端后果可导致生命垂危。

皮肤也是一个感觉器官。在皮肤的帮助下，大脑可以感受到触碰与疼痛，以及温度、震动与瘙痒。触觉十分重要，因此不要损坏皮肤以及身体的其余部位。糖尿病患者足部的触觉有可能降低，这可能导致鞋里的小石硌伤他们的足部皮肤，因为这些人感觉不到足部皮肤所受的压力。

皮肤保护着它自身以及身体其他部位，使人体不被有害紫外线晒伤或罹患皮肤癌。我会在后面的章节中谈及这方面的更多内容。只有当我们知道那些生活在非洲的白化病患者有多容易罹患皮肤癌，才能意识到皮肤在阳光下的保护能力到底有多重要。我们还知道，那些拥有欧洲血统背景的浅肤色澳大利亚人有着世界上最高的皮肤癌患病率；皮肤在紫外线下可以以很多方式保护自己；黑色素的产生，可以使我们肤色变深、表皮变厚，这是皮肤最为重要的一种保护方式。

皮肤始终暴露在我们周遭的环境中，并面临被各种微生物入侵的风险，如病毒、细菌和真菌。因此，针对感染，皮肤为我们提供了一项重要的保护措施。厚厚的皮肤屏障只是其中的一部分，此外还有位于皮肤里面的免疫细胞在保护着我们的身体。皮肤中的免疫系统减弱可导致疾病，但实际上，过于活跃的免疫系统也可能造成问题，例如自身免疫疾病与过敏症。

人有一项独特的功能，就是出汗。在感到很热时，出汗有助于我们维持稳定的体温。此外，皮肤上还分布着非常丰富的血管，可以在酷热的天气里充入血液，在寒冷的天气里排空血液。因此，皮肤还是我们身体的温度调节器官。

皮肤在其他情况下也是非常重要的。比如，皮肤可以利用阳光中的紫外线生成维生素 D。但鲜有人知的是，阳光还可以破坏皮肤中的维生素。出汗除了调节体温外，还可以带走体内垃圾，促进新陈代谢，这意味着皮肤也可以称作"人体的第三个肾"。皮肤的表层可以直接吸收氧气，但如果我们因此称之为"人体的第三个肺"就未免有点儿言过其实了。我们的身体可以产生多种不同的荷尔蒙，其中一些就由皮肤产生。皮肤还具有其独特的弹性，这样的弹性使得我们伸展肢体时身体能获得有效保护。当面部肌肉做出不同的面部表情时，皮肤会自然地跟随。当皮肤弹性下降时，皱纹就会随之变得清晰。

皮肤还可以作为一个审美、性与交流的器官。人类是群居动物，健康、有光泽的皮肤会使一个人与他人建立关系变得更为容易。皮肤在人们进行互动的过程中起到重要作用，它关系到我们的社交能力，以及我们如何获得人生中的成功。皮肤还为我们带来获得伴侣、发生性关系和生儿育女的机会，比如一名新生儿的生存完全依赖于他人的照料、爱护以及肌肤的接触。

第二章

婴儿期——皮肤与外界的初见

在最开始的时候，一切都处在黑暗之中，直到出生的那一天，大部分新生儿都是头部先进入光亮之中。新生儿的皮肤是蓝紫色的，他们大哭着，这能让他们的肺里充满空气。这时更多的氧气会进入血液中，使他们的皮肤慢慢变得红润、有光泽。他们的胳膊和腿开始自由地蹬踹，以其赤裸的肌肤与我们相见。

　　这世上大概没有什么事能比初见自己刚出生的孩子更有意义了。起初，父母们只顾得上关心孩子是否一切都好，所幸的是大部分情况下孩子们都是平安健康的。但是很多时候，新生儿会看起来有点儿怪：面部被压得有点儿扁平，甚至还有皱纹，看起来皱巴巴的。出生的过程对新生儿来说是一场挤压，他们的头部很可能会被压弯或被压扁。他们的头部相对身体来说有些大，而身子看起来有些纤弱。

　　父母们很快就会开始查看孩子的皮肤。这样的皮肤是正常的吗？是娇嫩的吗？孩子的身上有胎记吗？

最初的几分钟、几小时和几天

新生儿通常全身包覆着胎脂，也就是"胎儿皮脂"。这是一种包覆新生儿全身或部分皮肤的膏脂状厚膜。这是由皮脂腺和皮肤在妊娠后期产生的。它的主要功能是保护胎儿薄弱的皮肤不受羊水的侵害。在几十年前，胎脂会在新生儿出生后即刻被清理掉，现在则不会，胎脂会被保留下来并在一两天后被皮肤吸收进去。很久以前，助产士们曾把胎脂当作面霜，用来减少皮肤的皱纹。

在出生后最初的几个小时和几天里，新生儿的皮肤通常是深红色的，特别是胳膊和腿部。慢慢地，血液在皮肤中的分布和身体都会趋于正常。对皮肤来说，从充满羊水的环境来到干燥的空气中，完全是一个新状况。这种巨变很难被忽视。一半的新生儿会在刚出生的几天里长出红疹或小疙瘩。这对新生儿其实没什么影响，而且通常过几天这些红疹或小疙瘩就会自动消失。另一个常见的情况是有的孩子脸上会长出小白点。这些其实是被堵塞的毛孔（粟丘疹），并且很少有 4 周以上还不消退的。一般一两天以后，这些小白点就会自动脱落。

少数情况下，助产士会注意到新生儿的手或胳膊上长有小水疱。这些是婴儿还在子宫里的时候，为了练习吮吸奶水而自制的吮痕。

有的新生儿在出生时头部会覆盖着一层胎盘残留物，我们称之为胜利帽或胜利冠。在全世界范围内，人们都对这样的孩子冠以特殊的期许。维京国王哈拉尔一世出生的时候，就戴有胜利帽，这或许就是他获得"卢瓦"（帽子）这个小名的原因。直到现在，人们都相信胜利帽是好运的象征。

许多新生儿的皮肤发黄，这被称为黄疸。在深肤色的新生儿中，可以通过检查他们的眼白部分是否发黄来进行判断。这种黄颜色是由"胆红素"

引起的，胆红素来自分解在肝脏中的血红细胞。如果有黄疸，就意味着人体无法分解足量的胆红素。在医院里，医生会用一个仪器检查新生儿的皮肤，那些黄疸数值过高的新生儿会接受光照治疗。在最坏的情况下，如果黄疸得不到及时治疗可能导致新生儿脑损伤。

在刚出生的几周内，新生儿会接纳来自母亲的荷尔蒙。这无论对小男孩还是小女孩来说，都有可能导致乳房肿胀，并溢出一些液体，这种液体被称为女巫乳。旧的习俗是把这种液体挤出来，这样一来，女巫和地下的阴暗之物就再也不能拿它来为己所用制造特饮了。按照来自瓦拉纳西的印度教传统，这种液体应该从新生儿出生后第 7 天一直挤到第 7 周。这样的话，孩子的胸部在满 17 周岁时会好看一些，而这也正是女孩子们待嫁的年华。而现如今，我们通常建议人们不去管新生儿胸部和女巫乳的问题，这样就不会导致局部的感染。来自母亲的荷尔蒙还有可能导致女婴的阴唇与阴蒂发生肿胀。对男婴而言，它可能使阴囊的颜色变得更深。在最初的几周里，新生儿的脸上还有可能长出丘疹。

上述所有这些发生在生命之初的现象，有时被称为小型青春期。

从出生的那一刻起的几周内，新生儿的身上可能会出现不同类型的胎记，大致来说主要可以分为两类：红色胎记，来自皮肤中过多的血管；棕色或深色胎记，来自皮肤中黑色素数量的增加，这些通常是痣。在接下来的几页里，我将会对这些不同种类的胎记进行详细的讲述。

作为医院里的皮肤科医生，我们会组织志愿团队随时待命。有一天晚上，我接到了一个来自单位产科病房的电话：一个两天大、足月降生并且看起来很健康的男婴身上长有数量异常的毛发。这是什么情况呢？是先天性毛发增长异常吗？我不得不在赶去产科病房前回顾我的毕生所学，并翻阅大量文献。有几种类型罕见的遗传性疾病能促进毛发增长。例如，我以前读到过一个墨西哥家庭的好几位成员都患有一种会导致毛发激增的遗传性疾病。他们其中的一位叫阿瑟维斯（Jesus Aceves），大半张脸上都覆有黑色的毛发。他 13 岁起环游世界，并扮演"狼人"。

这样的孩子，通常来说，他们的牙齿和嘴也会发生改变，所以我需要为他进行全身检查。在产科病房里，我看到那个新生儿几乎全身都被 2 ~ 3 英寸 ① 长的浅棕色毛发覆盖着，其他方面都很健康，并且我没有在他身体的其他部分发现任何异常。看到这个孩子我并不感到担心，他可能是仍长有胎毛。

胎毛，这是胎儿时期最初长出的毛发的名字。在出生前的一两个月里，大部分人的胎毛在子宫里就已经脱落了。因此，早产儿的身上会长有胎毛是很正常的。而这个孩子是足月出生的，但是胎毛未能在子宫内脱落。儿科医生和我都同意暂时不对此做出任何处理，并在未来的几周里对其进行观察。果然不出所料，两周后，他的胎毛在预期中脱落了，并且一切都很正常。

棕色与红色的胎记

出生时，新生儿的皮肤上可能会长有不同类型的胎记。就像我之前所说的，它们主要分为两类：第一类是先天性的痣，通常是棕色的；第二类则是来源于血管的红色胎记。

默勒都市传说中曾有这样一个故事：一名孕妇躺在床上的时候，有一只老鼠从她的背后跑过，她受到了惊吓，撞到了后背。就在她撞到后背的位置，她的儿子也在同样的位置长了一个老鼠形状的痣。很多地方都流传有这类故事。据说，在神布兰德谷地区的人们相信，如果孕妇的身上沾到

---

①　1 英寸 ≈ 2.54 厘米。——编者注

血，那么她的孩子就会因此长出红色的胎记；如果她同时还口出脏话或诅咒，那么这件事的风险就太大了。

大部分的痣都出现在儿童期和青春期，这部分我会在之后进行讲述。一小部分（1%～2%）孩子长有"先天性"的痣。这些痣通常是棕色的，但也可能是黑色或有些发红。这些斑点的形成，是由于黑色素在皮肤上层的堆积。大部分先天性的痣都比较小，并且几乎不会对身体造成损害。以前的教科书中曾声称，先天性的痣会使人有更大的风险罹患黑色素瘤，例如痣癌。而现如今我们了解到，此类情形发生的概率并不比其他类型的痣致癌的概率更高，除非是那些在成年后长至 20 多厘米的先天痣。

人们所说的红色胎记，在医学术语中，我们称为血管性胎记。实际上，红色胎记又分为几种不同的类型。

有一次，我在值班的时候接到院里全科医生的电话。一个 6 周大的婴儿脖子上长了一个肿块，并且在过去的几天里不定期地出血。我让孩子的父母坚持压住那个肿块直到止血。第二天，他们为此又花了一个小时。我知道孩子脖子上的肿块很可能是一个草莓痕胎记，即血管瘤。我后来告诉并安抚了他们，除此以外我也没有更多可以做的了。

大约有 5% 的孩子会长有这样的草莓痕胎记。这样的痕迹在出生时很难被察觉，但会在新生儿出生后的 4 周内逐渐显现出来。它们通常出现在头部或颈部，更多地发生在女婴或有着较低出生体重的新生儿身上。它们看起来像是皮肤中红色的小结节，而且长得像草莓。它们会在婴儿出生后的 3～9 个月里越长越大。然后它们在缓慢地变小以前，会停止增长。在需要告知家长关于这样的胎记时，我有一套常用的经验：它们会在孩子 3 岁时缩小 30%，在 5 岁时缩小 50%，在 7 岁时缩小 70%。有些孩子会长出草莓痕胎记的原因目前尚未可知，但它很可能与胎盘中某些组织内的低氧含量有关。这样的胎记是无法预防的。如果它们长的位置很靠近眼睛和嘴，或出血量很大，就必须进行治疗。治疗方法一般是服用降压药物，也就是所谓的 β 受体阻滞剂。

有趣的是，这个疗法是在几年前由一家法国医院偶然发现的。那家法国医院的医生们当时正要治疗一名服用 β 受体阻滞剂、患有心脏病的小孩。这个孩子也长有草莓痕胎记。出人意料的是，那个痕迹在他服药后开始褪散。基本上没有人不会对这样的意外结果感到好奇。医学史中充满了由接受治疗的患者自行发现的意外疗效，但后来都被证实那仅仅是个巧合。而这些法国医生没有把这个情况当作一个巧合看待，而是又使用这种疗法治疗了数名长有这种胎记的儿童，他们身上的胎记全部褪得干净利落。这一疗效现已通过科学研究证实其有效性，并且已治疗了成千上万名儿童。这个例子说明医生们机敏的观察能力对发明更好的新疗法是至关重要的。X 射线和青霉素的发现也正是这种幸运巧合的其他案例。换言之，那些长期、昂贵且有明确目的的研究并非是推动医疗科学发展的唯一途径。

其他类型的红色胎记还可以是鹤嗳、天使之吻和葡萄酒色痣，这些平整、红色的斑点状胎记在出生时就可以看到。出现在颈部的鹤嗳是不会消失的。而长在额头中央以及眼睑上的斑点，我们称之为天使之吻，它们会

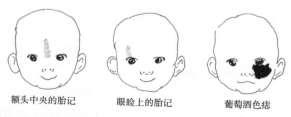

额头中央的胎记　　　眼睑上的胎记　　　葡萄酒色痣

注：婴幼儿面部不同类型的胎记。葡萄酒色痣将会终其一生留在皮肤中，而其他种类的胎记则会慢慢自行消失。

在出生后的两年里逐渐淡化。大约 40% 的新生儿都长过这样的红色胎记，其中大部分会出现在颈部。

与此类似的一种是葡萄酒色痣，仅在约 0.3% 的新生儿上出现。在婴儿刚出生时，这种葡萄酒色痣是一个长在身体一侧的面积较大的、紫色或深红色色斑，例如，长在一侧的面颊上。最初，葡萄酒色痣是平整的，但到了青春期，它的颜色会越发深重，并且变得更厚一些。

1988 年，安妮出生于挪威的一家医院里。她是一名健康的女婴，但她的一侧脸颊上长有一个大红斑。她的父母对于女儿没有什么严重的问题自然是很开心的，但也很想知道这个色斑能否自动消退。这个色斑大约覆盖了她全脸的 1/5。一名皮肤科医生断言这名女婴面部的红斑是葡萄酒色痣。这意味着这个色斑很可能终生伴随这个女孩，并且有很大的可能在之后变得更厚、颜色更深。这将会对她的人生产生怎样的影响呢？她会始终闭门不出或羞于见人吗？这对父母感到十分担心，尽管葡萄酒色痣并非致命威胁，却也不是个好解决的问题。

在 20 世纪 80 年代中期，里克斯医院的皮肤科获得了属于他们的第一台激光治疗机，但因为很容易留下瘢痕，他们不太敢用它来治疗儿童。后来他们又安装了一台更先进的新设备，并且在 1992 年，安妮成为挪威第一批接受激光治疗葡萄酒色痣的孩子中的一个。在治疗过程中，她需要接受轻度麻醉，因为这种治疗会产生较强的痛感。通过 4 年间的 10 次治疗，她脸上的葡萄酒色痣几乎消失不见了。现在，她过着正常的生活，并且极少感到任何不便。上班前，她喜欢在脸上薄薄地涂上一层遮瑕膏。而当她在公共泳池中游泳时，有的人可能依然会看到她脸上那块尚未完全消失的色斑。

皮肤激光治疗术

1916 年，阿伯特·爱因斯坦提出了激光的原理，但直到 20 世纪五六十年代第一批激光机才问世。激光被用于皮肤病治疗始于 1963 年，辛辛那提大学的里昂·古德曼展示了激光可以摧毁色素斑点和黑色毛发，而不伤及周围的浅色皮肤。他优雅地展现了激光治疗术的主要特性：在加热并摧毁同一颜色物质的同时，其他颜色的物质不受破坏。

在过去的 20 年里，激光技术的使用对红色胎记的治疗具有革命性意义。此外，激光还可用于去除色素沉着、面部细小的分散血管、文身与毛发，以及减轻皱纹。一些热衷于此的医生还会用激光去除皮肤癌、疣、伤疤、痤疮和牛皮癣。激光治疗术的原理在于进行加热，并由此破坏那些红色、黑色或棕色物质。

激光是一种仅有一种波长的射线，并且具有很高的辐射强度。这些射线既可以是可见光，也可以是红外线。现在还有可以同时发射出几种不同类型波长的激光机。可供比较的是，阳光中就包含很多不同波长的射线，既有紫外线、可见光，也有红外线。

采用激光处理的色素并非是彻底消失了，而是由于加热，那些色素颗粒破碎了，变成了许多微小的碎片。这些微小的色素颗粒碎片将由身体自身想办法移除出去。能够在几千分之一秒迅速发射激光光束或脉冲的机器，使得目标周边的皮肤不被加热，从而大大降低了留疤的风险。

用激光治疗含有大量血液的皮肤区域时，例如儿童身上的红色胎记，激光会通过放射出一种波长能够快速加热血红蛋白的光线的方式，击中红细胞中的血红蛋白。当这种物质变热时，其热度也会破坏其周边的物质，有可能是这些血管本身。当胎记中的血管被破坏，或简单地说，被阻塞住，这些红色胎记就消失了。

意料之中的是，接受激光治疗术后，皮肤表面的那层胎记会变得十分艳丽，医生通常会对此再做几次治疗。你可以把它想象成是在使用一把奶酪切片刀，在第一次治疗中，会去除最顶端的一层，此后的每次治疗，激光会以此方法在皮肤中逐层深入。去除有骨骼支撑的面部皮肤上的胎记是最容易的，因为那里分布的血管通常更为浅表。

孩子看起来更像谁

在一个孩子刚出生后的几天或几周里，孩子的家庭一定会讨论这样的话题：这个孩子看起来更像谁？大家都试图在孩子身上找到和他的妈妈、爸爸或祖父母相似的特征。或许孩子的眼睛像祖母，但鼻子看起来——像他的爸爸！

孩子的眼睛是什么颜色的？孩子的皮肤和头发是什么颜色的？这些通常都会是个问题。当然，在某些种族中，这些都是可以预见的——棕色的眼睛和黑色的头发。而现在，与孩子的肤色和眼睛的颜色相关的问题，就有点儿和皮肤科医生的日常工作沾边了。

新生儿看起来更像爸爸是注定的吗？人们常说新生儿看起来像父亲，因为这是一种进化优势。但孩子目前的"父亲"不一定是他的生父。合理的解释应该是，孩子的父亲会因为孩子和自己长得像，而更容易产生依恋感。后来，这个流传已久的说法遭到了无数次的反驳。一位研究者展示了一些三天大的幼犬照片，而受测者们都认为这些幼犬看起来更像它们的母亲。由此，我们也把它解释为一种优势：孩子长得像妈妈，会让孩子受到和妈妈在一起的男人的照顾，这和这个男人是否是孩子的生父无关。

眼睛的颜色往往在出生后的一两年里才会稳定下来。在此之前，眼睛的颜色可以是逐渐变化的，以至于孩子的父母都注意不到。直到有一天他们才突然发现孩子的眼睛有了一种新的颜色。然而，10%～15%的人，其眼睛的颜色会一直变化到他们成年后才停止——通常是越来越深。

长有浅色（特别是蓝色的）眼眸的人，虹膜中色素更少。众所周知，如今这种眼睛颜色在这个星球上的人口中分布很广泛。人类最原始的眼睛颜色是深色的。蓝色的眼睛极有可能是后来才出现的一种新现象。丹麦的研究者们是在2008年通过比较居住在丹麦、土耳其和约旦的人的基因才有了这一发现。

有许多迹象表明，在6000～10000年前，一个人的遗传物质曾发生过一次变化，这个人因此获得了一双蓝色的眼睛。出于某种原因，蓝色的眼睛在之后的几代人中变得越来越常见。

现在所有长有蓝色眼眸的人应该都与那个人有关。我们不禁要想一想，为什么这种蓝眼基因可以在如此短的时间内分布得如此广泛？对人类而言，拥有蓝色的眼睛在进化上有什么好处呢？有的人认为这会不会是因为浅色的眼睛可以让更多的光线进入眼球，这样有利于在阳光贫乏的地区生存？或许这样可以预防季节性忧郁症？其他人想的是，是否仅仅因为蓝眼睛更为迷人呢？没有人确切地知道浅色眼睛扩散分布的原因。

新生儿的发色各有不同。浅发色父母的孩子可能在出生后的几个月内长出黑色的头发，其原因尚未可知，但最终还是变回浅色。通常的规律是，头发颜色会在出生后的两年里逐渐变得正常，并在孩子两岁左右达到其最浅的程度，然后头发颜色通常会在儿童期到青春期期间加深，直到成年才固定下来。

目前，我们也确实不清楚长着蓝色眼睛和金发的人会有什么实际的好

处。最有可能的解释是，它们都和浅肤色有关。浅发色和浅肤色很可能是
因为具有同样的基因。生活在世界上阳光贫乏的地区，长有浅色皮肤的好
处是能满足其对维生素 D 的需求（我将在此书后面的部分讲解此事）。在
人类存在的这几百万年里，我们可能从未像近几千年来这样，拥有过如此
浅的肤色。

对于地球上的大部分人而言，皮肤颜色取决于皮肤中色素的数量。而
对于浅肤色的人来说，还可能存在其他因素。如果皮肤中的色素极少，那
么血液颜色和白色结缔组织就会透过皮肤显露出来。真皮中的白色结缔组
织和白眼球很相似。

除此以外，色素也可以在皮肤上形成沉积，有可能来自身体本身，也
有可能源于我们服用的药物。最知名的就是 β–胡萝卜素，它大量富含于
胡萝卜中，因此超量食用胡萝卜，人的皮肤也会因而变得有些发黄。人们
还可以购买 β–胡萝卜素片。β–胡萝卜素可以让皮肤变得像小麦色，但
是通常显现出来的更像橙黄色。

表皮细胞向死亡的迁移

表皮细胞的结构十分复杂，并且要依靠很多流程与物质的有序配合，
有时候也会出现错误。有几种先天性疾病可以导致这部分皮肤的改变，我
很快就会谈到这个内容。首先，我们来聊一聊正常的表皮细胞是如何工
作的。

我们应该记得皮肤是由三层构成的。在最外端的便是纤薄并且无血的
表皮，厚度为 0.3 ~ 1.5 毫米，最薄的表皮位于眼睑处，而最厚的则位于足
底。在表皮中，90% 都是表皮细胞，也被称为"角质细胞"。此外，还有

一些是色素细胞、免疫细胞和其他类型的细胞。

在表皮细胞的基底处，表皮干细胞一直都在不停地分裂，所以会有越来越多的表皮细胞。它们在一生中不断地向皮肤上层推进，并且保持无限接近皮肤表面，在那里它们也会走向死亡。最终，皮肤也就死了。

我们可以把表皮细胞比作煎饼。在它们刚刚形成后，你可以把它们想象成煎饼面糊上的一个个小气囊。它们是圆形的，有与周边隔绝的屏障和液态的内瓤。在表皮的底部，有着成千上万个这样的煎饼面糊气囊，彼此紧密相邻或互相堆砌。在接下来的几周里，它们会变成一个坚硬、平整的死皮煎饼。从皮肤细胞"出生"到"死亡"，并从皮肤外部脱落，只需要几周。因此，皮肤每个月都焕然新生。

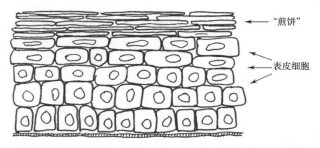

注：底部的表皮细胞内呈液态。经过 4 周，它们会变成平整而坚硬的细胞并位于外部，和煎饼非常像。

如果你的脱皮量很大，说明你的皮肤制造了很多表皮细胞，并且它们的寿命相对来说比较短。就拿头皮型银屑病来说，从患处的皮肤细胞形成，到它们作为头皮屑脱落，仅需一周。而正常头皮处的头屑，这一过程则需要约两周。在人 70 岁之前，平均每个人会以这种方式脱去近 50 千克的死皮。

表皮细胞都会经历一场预设好，或者说是程式化的死亡。它们会与真皮层中的血管渐行渐远，而真皮层正是它们获取氧气和营养物质的来源。表皮细胞还可以直接从外界环境中吸收氧气。通过皮肤的表层，氧气可以向下渗透到表皮里的活细胞中。但是，通过皮肤获取供应身体所需的氧气是远远不够的——通过皮肤吸收的氧气不足身体所需总量的1%。众所周知，身体中发生氧气和二氧化碳交换的场所是肺。然而，对于一些其他物种而言，例如青蛙，氧气可以更轻易地通过皮肤被吸收。我们也可以说，青蛙的呼吸有一部分是通过皮肤进行的。

表皮细胞会制造出一种角蛋白物质，它们被称为角化细胞。角蛋白是一种长蛋白，它长得特别像一根细丝线。除了在皮肤中，我们还可以在指甲和头发中找到这种蛋白。

有一个例子可以证明角蛋白的强大。如果一个人食用了大量的头发，会发生什么？我们的身体是无法分解角蛋白的，因此这种行为很可能会导致便秘。头发会在胃和肠道里堆积（这需要巨量的头发），这是因为纵使强大如胃酸，也无法分解角蛋白。头发在胃里的堆积自然导致了通往肠道的通道封闭。最坏的情况便是胃里的头发团最终不得不通过外科手术来取出。这被称为长发公主综合征，得名于格林兄弟记录的一个德国童话，讲的是一个居住在高塔里的长发女孩的故事。我们见过有长发公主综合征的人，也同时患有严重的精神疾病，他们会强迫自己吃掉自己的头发。

一名新生儿

几年前一个周六的早上，我正在值班，接到一个来自产科病房的电话。就在几个小时以前，一个皮肤看起来颇为与众不同的男婴出生了。他非常小，出生体重只有1.9千克，并且早产了5周。他的父母和姐姐都很健康，并且母亲在怀他的整个孕程中也十分正常，直到发生了早产。现在这个孩子出生了，他个子很小，除此以外，还有一个大问题：他的皮肤太特别了。

当我赶到儿科重症监护室时，我看到了一个黄皮肤的小婴儿。他的皮肤紧绷、有光泽，并且还有些透明。这个小男婴看起来简直就像是全身被涂上了一层厚厚的凡士林。毫无疑问，这很异常。通过回忆我之前学过的课本知识，我认出了眼前的状况，但我在此之前从来没有亲眼见到过。这个孩子很有可能是一个胶体婴儿。"胶体"这个词其实是一个化学术语，它所描述的是混合在液体中的小颗粒，这使得这些液体看起来呈半透明状，你可以想象成混合了水的牛奶。这层液态膜包裹住了这个男婴的整个身体。

在挪威，并不是每年都会有胶体婴儿诞生。也许发生这种情况的新生儿只占到新生儿总数的十万分之一。它本身不是一种疾病，更像是一种表达，告诉我们皮肤出现了问题。胶体婴儿的存在，就是一个最好的例子。它向我们展示，如果表皮细胞不能正常工作，会发生什么。通过与重症监护室医护人员的协同探讨，我们一致决定把这名婴儿放入保育箱，那里面有温暖而湿润的空气。我们需要密切监测他的体液平衡情况，并监测是否存在感染，此外还需要经常为他眼中滴水。我们用湿敷物和保湿剂治疗他的皮肤。

接下来，就剩下一个最艰难的任务，也就是和他的父母谈话。我在此必须承认当时我很害怕，我不得不集中注意力让自己平静下来。去告知别人一件自己也才了解的事，可一点儿都不容易。面对这种情况，医生们通常各有各的办法。我通过轻松缓慢的讲解开始了这一话题，我试图确认孩子的父母是否已经做好准备了解更多信息。我稍稍多讲了一些，我对自己的措辞也有所保留。我向他们传达了我所知道的信息，但同时也传递出了我的不安。

事情会怎样发展，存在很大的不确定性。那个男婴可以是完全健康的，甚至包括他的皮肤，但不幸的是，他更有可能患有一种先天性疾病，即"鱼鳞癣"，也就是俗称的鱼鳞病（又称蛇皮癣）。这是一种罕见的遗传性皮肤病，典型症状是皮肤变得干燥、增厚并且像一个硬壳。幸运的是，在我和这对父母的谈话中，我尽力避免使用不当的措辞。

在接下来的几周里，这层半透明的膜脱落了。这个孩子也接受了检查，我们提取了他的血液样本和皮肤组织样本。结果表明，这名新生儿患有"片层状鱼鳞癣"。这是一种阻碍表皮细胞发育为外部保护性死皮细胞的疾病。

三周后，这个孩子出院了。他的父母有一个重要任务，就是每天若干次地用油性保湿剂涂抹他的全身皮肤。在之后的几年间，我会偶尔在这个男孩到皮肤科问诊时碰到他。他长成了一只快乐的"螃蟹"。最终，通过每天服用一种类似维生素 A 的药片（阿曲汀），他的皮肤不再像以前那么干燥、脱屑，得到了很大的改善。他患有这种慢性病，但万幸的是他几乎可以拥有正常的生活。

蝴蝶小孩——叙利亚男孩

最近，遗传疾病的治疗有了一项重大突破。

哈森出生于叙利亚，在一周大的时候，皮肤开始出现水疱。接下来的几年对这个小男孩而言是最难熬的。他患有一种罕见的遗传性皮肤病，也许是最严重的皮肤病之一——"大疱性表皮松解症"。患有这种疾病的孩子有时也被称为"蝴蝶小孩"，因为他们的皮肤就像蝴蝶翅膀一样脆弱。这听起来或许很美好，但实际上这是一种对外界环境要求相当苛刻的病症。最主要的问题是，由于这类患者的表皮并没有与其下的真皮层很好地接合，哪怕是最轻微的皮肤损伤也会形成水疱和疮口。最糟糕的情况便是，形成的瘢痕会导致手指变形和活动能力的降低。

哈森的家人带着他一起去了德国。在 2015 年，他的皮肤表现出最糟糕的状态。这个 7 岁的男孩被波鸿医院烧伤科病房接诊治疗。他身上多于一半的皮肤都已经松脱，并出现了皮肤感染。此时他已处于病危状态。这让医生们都感到了绝望。

作为最后的尝试，医生们决定对他采取尚处于试验阶段的基因疗法。医生们从这个男孩身上提取了 4 平方厘米的皮肤，并从他身上分离出了干细胞。此后，医生们用一种携带健康基因的病毒感染这些干细胞。于是这些健康的细胞开始不断地复制。最终，这种改良过的皮肤又被移植回男孩的身上。他们总共替换掉了这个男孩身上 80% 的皮肤。

更换细胞基因会产生两个副作用：可能导致皮肤停止工作，并更易引发皮肤癌。幸运的是，这两者都没有发生。在数次手术和被绷带缠裹得像个小木乃伊的几个月后，小哈森的皮肤几乎奇迹般地完全恢复了健康。现在，他的皮肤可以承受轻微的损伤，并且他甚至能和其他小伙伴一起踢足球啦！

这个故事是近年来基因疗法取得最重大的成功案例之一，并为那些天生就患有严重遗传疾病的孩子们带去了希望。

色素细胞

表皮细胞中还有色素细胞——"黑色素细胞"，也叫黑细胞。

"Melas"在希腊语中的意思是黑色。或许你可以从忧郁的（melancholy）

这个词里认出它来。实际上，这个词的意思是黑色的胆汁。在 2000 多年前的古希腊，人们相信大量的黑色胆汁会导致人抑郁。直到 19 世纪，这种体液失衡会导致疾病的理论都受到欧洲医师们的广泛推崇。这种观念最终得以改变，其原因之一是显微镜的问世使得人们对人体微观结构的研究成为可能。

黑胆汁可以分解内脏中的脂肪分子，而这并不是导致抑郁的原因之一。

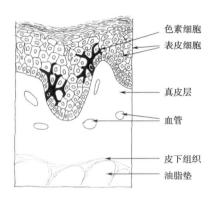

色素细胞
表皮细胞

真皮层

血管

皮下组织
油脂垫

注：这是表皮层、真皮层以及皮下组织上部的一个横截面示意图。色素细胞楔入表皮层的其他细胞之间，并向其他表皮细胞传递色素。

一些古希腊的教义在民间医疗中得以幸存下来。我居住在泰勒马克的祖父告诉我，他年轻的时候曾经因为后背痛而寻求"水蛭妇"的帮助。根据她的说法，引起后背疼痛的原因是体内堆积了太多血液。这些血必须被抽出来，所以她把一些吸血水蛭放到我祖父的后背上。我不知道这到底有没有用，但作为一名医生，我可以肯定地说后背疼痛肯定不是体内血液过多引起的，或许那些水蛭吸血给他带来的皮肉之痛掩盖了他本身的背痛。

一名成年男子的平均体重约为 70 千克，而他的皮肤表面积约为 1.7 平方米。色素细胞会"渲染"大面积的表层皮肤，人体体表每平方厘米就有 1000 ~ 2000 个色素细胞。你可能会以为它们的存在为你的体重做出了卓越贡献。实则不然，如果我们把一个人身上所有的色素细胞都收集在一起，就会发现它们的总重量也不过才 1.5 克。这个重量也就相当于一块方糖。

色素细胞在表皮中细胞数量的占比不超过 10%。90% 多都是表皮细胞，也就是所谓角质细胞，这些细胞会确保皮肤成为一个用以抵御外物的优质屏障。色素细胞存在于所有的表皮细胞之间。1 个色素细胞要为 30 ~ 40 个表皮细胞提供色素。表皮细胞时刻都在分裂，而后被不断地推至皮肤表面，直到几周后自然脱落。与之相反，色素细胞则能在同一个地方存活数年，且极少分裂。

色素细胞的实际寿命始终存在着争议，但我们所知道的是它们至少会存活几年，甚至几十年。

当你待在阳光下时，色素的产生就会增加，因此表皮细胞的颜色会变得更深，并保护皮肤深处的部分不受紫外线伤害。表皮细胞只能存活几周，当它们死亡并脱落的时候，皮肤会变得白皙一些。在你晒过太阳后约 4 周左右，你的皮肤会开始失去小麦色。此时我们可能会自然而然地讨论起关于日光浴、防晒产品和日光浴室的话题，但是由于这些话题都和成年人相关，所以会在其他章节予以讨论。

色素细胞——皮肤中的"墨斗鱼"

色素细胞的三个特性使其与墨斗鱼具有可比性。

首先，色素细胞和墨斗鱼都可以生产黑色素。实际上，皮肤中的色素和墨斗鱼制造出的黑色物质在本质上是一样的。活的生物体能制造出黑色物质，这是通过形成不同种类的黑色素实现的。

　　其次，色素细胞的外形和墨斗鱼看起来很相似。色素细胞长有很多用来楔入表皮细胞之间的长臂，或者说触角，色素细胞的主体则扎根于表皮层的最底部。

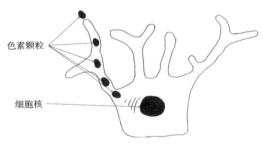

　　注：皮肤中的色素细胞看起来很像是一个长有触角或"臂膀"的小墨斗鱼。色素颗粒在离开色素细胞前被运送到了它的长臂上。

　　色素细胞也可以喷射黑色物质，但不是像墨斗鱼那样从身体中喷出色素，而是从它的长臂末端进行传导。色素就像一把撑起的保护伞，保护表皮细胞中的遗传物质，同时阻止紫外线穿透至皮肤深处。

　　不是只有皮肤才有色素细胞，它们也存在于眼睛、耳朵和大脑里。眼睛里的色素细胞就是在眼球内表面的薄薄一层。它的作用是为了预防光线的反射，这样可以有效地减少眼睛内部的光污染。瞳孔是黑色的，这是因为眼睛里的色素细胞吸收了所有的光线。

　　但是，耳朵和大脑里的色素细胞又有什么作用呢？

　　好吧，这个问题还没有确切的答案。有迹象表明，色素细胞具有保护性功能。能够在太空站、放射点附近或北极这样的极端环境中存活下来的真菌通常都具有大量的黑色素。

　　因此，耳朵中的色素可能是在保护耳内环境并预防衰老，这反过来也可以作用于减小听力损失。深肤色的人在年老以后的听力不会像浅肤色的人或患有白化病的人那样弱。根据研究人员的说法，一些与此相同的原理或许还可以解释为什么红头发的人罹患帕金森病的风险更高。因为帕金森病是一种会感染大脑中有色素的部分的神经系统疾病，这种疾病会影响身体的活动能力。

　　现在我们或许有理由相信，一些人有着更深的肤色，是因为他们有着更多的色素细胞。可这并不是真的，所有人都有着几乎一样数量的色素细胞，但是那些肤色更深的人，有着更高的色素"产量"。不是色素细胞的数量，而是色素的数量决定了我们的肤色是深还是浅。

皮肤上的蒙古斑

　　色素细胞位于表皮中。它们制造色素，并慷慨地把这些色素传递给表皮细胞。受精卵在形成后的几周，会在胎盘中即将发育为大脑的位置上形成色素细胞。然后，当胚胎发育到 10 周左右时，色素细胞会迁移到皮肤上。首先，这些色素细胞会驻扎在真皮层，也就是皮肤的中间层，然后不断地向皮肤表面前行，并最终停留在表皮中。因此，色素细胞是来到皮肤中的一群移民。

　　有的新生儿出生的时候，这种从皮肤深处向更表层迁移的过程还没有完成。这会导致他们的皮肤上出现深色的斑块，这些斑块的传统叫法是蒙古斑，并且这种情况在韩国、日本和中国部分地区十分常见。实际上，在亚洲这些国家或地区，90% ～ 100% 的儿童在出生时，身上都会带有或大或小的深色斑块。这些斑块通常出现在他们后背偏下、靠近臀部的位置，一般大小为 10 ~ 15 厘米。在长有深色皮肤的人群中，这样的斑块也同样常见。有的人很容易把它们当作皮肤上的淤青，有的人甚至认为这些斑块是由出生缺陷或中风引起的。然而，受到磕碰后的淤青会逐渐变为青黄色并在几天后消失，而蒙古斑的消退却要比这慢很多，通常要到孩子满 4 岁后。在有些案例中，它们会存在更久。每 20 名日本男性中就会有 1 人，在成年后身上仍留有这些斑块的痕迹。

西班牙的蒙古斑

在欧洲儿童中，蒙古斑是非常少见的，只有一个例外，那就是有25000 名常住居民的西班牙小镇科里亚德尔里奥，它的位置紧邻塞尔维亚。这到底是怎么回事呢？

支仓常长曾是日本的一名外交官，曾奉命拜见罗马教皇。那时候的日本国内对天主教产生了极大的兴趣，该教派在日本广受欢迎。1613 年 10月 28 日，常长大使与近 200 名随从组成船队离开日本。在抵达旧金山北部的加利福尼亚州门多西诺角前，他们花了 3 个月坐船横穿太平洋，然后又向南去往墨西哥，并于 1614 年 6 月加入西班牙护卫舰圣胡安·德乌鲁阿号。在行船穿越大西洋去往西班牙之前，他们在哈瓦那作了短暂停留。这支外交团队于 1615 年 11 月 3 日抵达罗马并拜见罗马教皇保罗五世。但就在他们即将返航之时，一些船员因不明原因留在了西班牙的科里亚德尔里奥。

这些留在这个小城镇的日本人与当地女人结了婚。在这些当地人中，很多人最后保留了日本姓氏。这些姓氏可以证明他们有来自日本的祖先。现如今，这个小镇中约有 700 人拥有日本姓氏，而他们的孩子在出生时，后背的下部仍然会长有深色的斑块。

白化病

　　我坐在皮肤科诊室里，阅读全科医疗部发来的一位患者的情况介绍。这是一名患有白化病的孩子，所以全科医生把这个小女孩转诊到了我这里。

　　在咨询过程中，我和孩子的父母进行了交流，并检查了孩子的皮肤。孩子的父母告诉我，他们之前就注意到孩子生来就长有金色的头发和浅色的皮肤。一开始大家对这些并没有什么特别的反应。这对父母本身都是挪威人，他们自己就是白种人，所以生出浅肤色的孩子没有什么令人惊讶的。然而，他们很快就察觉出有些不对劲：这个女孩的眼睛总是闭着。

　　这是因为患有白化病的人在明亮的光线下会感到非常不舒服，原因是他们的眼球中没有色素。这意味着他们的视觉会在某种程度上减退，并且这也会导致患有白化病的孩子需要去眼科就诊。在挪威，绝大部分白化病的确诊，是通过眼科医生完成的。这种病也可以通过基因检测予以确诊。

　　实际上，作为一名皮肤科医生，我除了告知这些患者应该通过衣服和防晒霜来保护自己不受阳光伤害以外，其他什么都做不了。做好防晒可以预防皮肤被晒伤，也可以预防日后可能发生的皮肤癌。对于白化病患者而言，他们除了皮肤颜色比较浅以外，皮肤的其他方面并无异常。

　　在挪威，大约每 15000 名新生儿中，就会有一名白化病患者。他们的父母并没有患白化病，但孩子从父母那里分别遗传了同样的罕有遗传物质，即隐性遗传。患有白化病的人皮肤中拥有的色素细胞和其他人一样多，但是这些细胞缺乏形成色素的能力。由于色素的缺乏，他们的皮肤和头发的颜色都很浅，瞳孔会呈淡红色，这是因为其体内色素无法遮盖住眼睛内部血管的颜色。

　　白化病主要分为两类：一类是仅在眼睛中有所体现，另一类是在眼睛和皮肤中均有体现。在一些情况下，有的白化病患者的头发会有些发红，而不是全白的。这是因为他们的体内还能产生少量的色素，但这些色素的颜色会比较红，而不是深色的。

我们知道，动物也可能患有白化病。有一个品种的暹罗猫，它们身体的绝大部分都被白色的毛覆盖，除了个别部位上的毛发有点儿深，例如腿部末端、鼻子、耳朵和尾巴。如果暹罗猫有的部位长有深色毛发，还能称之为白化病吗？是的，它们患有一种"温度敏感型"白化病。当温度正常时，它们的皮肤会变为白色；当温度变低时，它们的肤色会变深。因此，它们的颜色是渐变的。这使得它们显得很有特点，并且看起来更为高贵优雅。生活在温暖气候中的暹罗猫会比那些生活在寒冷地区的毛色更浅。其实，有的人也会患有这一类型的白化病，尽管这极其罕见。举例来说，他们腋下的毛发颜色很浅，而小臂处的毛发是深色的。

数个世纪以来，人们都将白化病与神秘怪谈联系起来。著名作家伏尔泰就曾认为，患有白化病的人是人类与怪物所生的混血儿。瑞典医生、植物学家卡尔·冯·林奈也曾认为，白化病患者与猩猩之间存在着某种关联。这些说法在现在看来是很糟糕的，但人们对于未知和迥异的事物总是抱有可怕的看法。不幸的是，直到今天，一些白化病患者还会受到人们的贬低和歧视。这种情况在东非地区尤甚。在那里，最糟的情形是有人认为白化病患者的身体部位可以入药，所以会将他们杀害。

长在前面的皮肤

几年前，我的儿子在美国出生。当时我被问及的第一个问题便是他是否应该接受割礼，即包皮环切术。基于我来自挪威的背景，我本可以轻松地礼貌拒绝。在我的文化里，包皮环切并不常见。据估计，在挪威，仅有 3% 的男性接受过包皮环切术，且大部分是穆斯林或犹太人。

大部分具有我这样的文化背景的人很可能会认为，切除一名婴儿的部分皮肤是完全没有必要的，也是异乎寻常的，且很可能是一种十分错误的做法。有这样的想法，说明我们的思维已经被我们生活的环境固化了。我完全能够明白，其他人可能会有完全不同的想法，并且这种风俗在这里很常见。世界上，约有 1/3 的男性接受了包皮环切术。大部分接受此手术的男性都来自存在高比例的穆斯林或犹太人口的国家。此外，这在美国（约占 71%）和韩国（约占 77%）也很常见。而在很多国家中则非常少见，例如中国（占 14%）、印度（占 14%）和巴西（1%）。

像去除包皮这样看似微不足道的手术，却是这个世界上最常见的一种外科手术——毫无疑问，也是最饱受争议的。围绕着包皮环切这一话题展开的讨论，各种不同的论点与感受在不停地碰撞着。宗教与文化动机是否应该起到决定性作用？去除一名婴儿的一部分健康皮肤，这样的做法是否从根本上就是错的？孩子的父母是否有权力替孩子决定，或者是否应该允许孩子自己做出决定？对男孩实施包皮环切是否有益于他的健康？

包皮的主要作用是保护阴茎头。在性交过程中，它也可以被视为是一种天然润滑剂。包皮作为性器官的重要性一直以来都存在争议。包皮包裹着阴茎头，以确保龟头处的皮肤薄而敏感。龟头的系带处与冠状沟周围是最为敏感的地方。包皮被认为比龟头还要敏感，并且由感应触摸与拉伸的细微神经密切包裹着。龟头与包皮处共同的神经反射为男性带来性愉悦感，并且恰恰是这种反射使得精液能够在性高潮来临时得以从阴茎中喷射而出。

在美国，大部分儿童都是在出生后的几天内接受包皮环切术的。不是所有人都能注意到新生儿的包皮是具有黏性的。因此，外科医生必须用一把小金属勺小心地将包皮从龟头处分离开。幸运的是，孩子们完全是在麻醉下接受这一手术的。在包皮与龟头得以分离后，医生会在新生儿的阴茎头上放置一个保护性的金属套，再切除包皮。之后，医生便会对其进行缝合、止血等操作。

在保留包皮的男孩子中，他们的龟头最终会与包皮分离，重见光明。在出生后的几年中，这块包皮会逐渐松开，但也会造成很大差异。对于小男孩而言，他们不应该试图去向后拉拽包皮，而是仅仅清洗露在外面的龟头部分。约有 20% 的男孩会在 10 岁时出现无法拉回包皮的问题，但这些几乎都会在青春期时恢复正常。

人类学家和历史学家都无法确定人类具体是从何时开始实施割礼的。人们对此最早的记载是 6000 多年前，并且从古埃及时期起就有了关于此习俗的插画。在犹太人的传统中，割礼应在出生后 8 天进行。这一习俗始于公元前 1000 多年。

在欧洲中世纪的基督徒中，割礼并不常见，但这一习俗在 19 世纪中叶逐渐流传开来。这曾是现代外科手术的婴幼期。人们对医疗科学与外科手术的信任在不断增长，这也使它们的地位得到了提升。最早的一条关于非宗教性质的割礼的记载，记录于 1865 年的伦敦圣巴塞洛缪医院。早年间，成年人接受包皮环切术主要是因为包皮部位的炎症，这会导致排尿和勃起障碍。而这在今天依然是成年男性接受包皮环切术的一个常见原因。19 世纪，人们认为割除包皮可以对很多情况有所帮助，例如，阳痿、不育、性病、手淫、癫痫，乃至同性恋。19 世纪末期的一些其他手术，也是非必要却很流行。其中最有名的便是通过切除阑尾来减轻很多我们今天所知道的与阑尾根本无关的病症。

20 世纪初期，男婴的包皮环切术在英语国家中，例如英国、澳大利亚，尤其是美国，变得更为常见。其原因是这个手术可以起到预防疾病的作用：手术之后，患有阴茎癌的患者日趋减少，并且年轻男孩中罹患尿路感染的频率也大幅降低。20 世纪初，与之相关的最重要的一个医学论点便是包皮环切术可以避免罹患阴茎癌。1927 年，医学期刊《柳叶刀》对这两者之间的关联提出质疑，于是一位名叫亚伯拉罕·沃巴斯特的泌尿科医生便对此展开研究。他发现阴茎癌从不出现在接受过包皮环切术的男性中。如今，包皮环切术被认为是一种预防阴茎癌的有效保护性手段——阴茎癌是在老年男性群体中高发的一种形式少见的癌症。

2005 年，根据一份颇具说服力的研究报告，我们得知包皮环切可预防 HIV（艾滋病病毒）的感染：对非洲艾滋病高发区域的成年男性实施包皮环切可以减少新发感染数量。此数据为 18 个月内降低了 60% 的艾滋病新发感染。这项研究涉及 3274 名男性，一部分即刻实施了包皮环切术，另一部分则在 18 个月后实施。其中，艾滋病新发感染的人数从 49 例减至 20 例，其原因很可能是龟头处的皮肤因包皮的移除而变得更为强健。几乎没有人对如此令人欣喜的结果提出疑问。但与此同时，许多人会质疑，对于那些尚未处于性活跃期且居住在艾滋病低发区域的男孩而言，接受包皮环切术是否会存在争议。如果你等到孩子再长大一些，或许他们也可以对此决定具有一些发言权。

目前尚未证实男性在成年后接受包皮环切术会导致任何性方面的问题，而同样的情况是否会出现在婴幼儿时期即接受手术的男性身上很难说。毕竟，不能有人同时经历这两种情况。包皮中含有大量敏感神经的这一事实，说明它的确对获得优质健康的性生活起到至关重要的作用。然而，一些切除了包皮的男性认为没有包皮的阻碍会增强性体验，也许这是因为它可以在一定程度上延长性交时长。

针对割礼的辩论从很多层面上看都是颇具难度的，涉及论点会关于宗教与忠诚度，传统与文化，对人体的尊重，幼童的独立性以及他们未来的性能力。在我看来，关于降低未来疾病风险的这一医学论点并不应占据很重要的地位。甚至美国儿科包皮环切术协会也表示，即使在他们自己看来，仅有医学层面的观点也是远远不够的。该协会在一份声明中写道："家长们应该在此事的健康收益与自身的宗教、文化与个人偏好之间进行充分的权衡，因为医学观念中的益处并不能代表一切。"

直到 19 世纪，接受割礼还普遍都是出于宗教动机，而到了 20 世纪，其医学正当性才逐渐被人们所正视。而现在，它对于我们而言，似乎更像是一个道德层面的问题，孩子对自己身体的决定权必须是最具分量的议题。

与男性的割礼相比，女性的割礼则是对女性外阴的一种极为严重的破坏行为，这两者完全不可同日而语。女性接受割礼的传统，是用以确保女孩的品行与荣誉，迄今已有几千年的历史。此风俗不仅与伊斯兰教有关，还出现在非洲以外的地方。在全世界范围内，据估计，约有 2 亿女性接受过割礼。

实际上，我们应该称之为女性外阴残割术才对，因为它仅能产生负面的后果并且完全没有任何医学方面的益处。我不会用大篇幅来讲述这种割礼的意义何在，但这类手术存在几种不同的变体。其中，女性外阴中会有或大或小的部分被割除，有时候还会对外生殖器部分进行缝合以使阴道缩窄。女性割礼的危害，除了会导致疼痛、泌尿系统问题以及与分娩有关的各类困难，还会造成心理创伤以及与性生活相关的问题。世界范围内在开展旨在终止这一习俗的国际性合作。

触摸的艺术

我们会在婴儿出生后就触摸他们。给自己的孩子一个拥抱，是一种最基本的反射行为。这种必要又自然的行为已深深地植根于我们的思维中。我们想抱住自己的孩子，并尽可能地让他们贴近我们的皮肤。

皮肤的接触可以使新生儿得到安抚，他们会哭得更少、睡得更好。皮肤的接触是有温度的，同时，父母的心跳声也可以对孩子起到安慰作用。这种镇静效果其实具有双向作用，它也可以缓解照顾者的情绪。

皮肤接触与爱抚的重要性，特别是对新生儿的重要性已经经过调研，并且已有许多文献。我们知道皮肤接触的缺乏可以导致生理与心理压力，极少被关注和感受到身体接触的孩子可能会具有更高水平的压力激素。人类学家阿什利·蒙塔古在他 1971 年出版的畅销书《触摸：人类皮肤的重要性》中，对触摸行为进行了详尽的探讨。实际上，他的部分观点有些过于深入。他认为，第二次世界大战期间纳粹的暴行很有可能是因为他们之中有许多人在孩童时期没有得到过足够的触摸。

对触摸行为最著名的研究很可能是由哈利·哈尔罗于 20 世纪 50 年代末至 60 年代初所做的。他通过一系列试验，证明刚出生就与母亲分离的猴子（猕猴），会更倾向于和柔软温暖的娃娃待在一起，而不是坚硬冰冷却有吮吸乳汁功能的娃娃。

有趣的是，早在中世纪，一项与此相似的研究就在日耳曼罗马帝国皇帝腓特烈二世的主持下，在人类身上完成了。这位皇帝对科学很感兴趣，并做了很多不同的实验。阿什利·蒙塔古引用了意大利人萨里贝内·迪·亚当所述的一次失败的实验：

腓特烈二世想知道，如果一个孩子从未和任何人讲过话，他在第一次开口时会说哪种语言。于是他要求养母们只给孩子喂奶、沐浴、做日常清洗，而不得以任何方式和他们讲话。他想知道，他们开口后，是会说出最古老的语言希伯来语，还是希腊语、拉丁语、阿拉伯语，还是他们亲生父母所说的语言。但是，这次尝试是徒劳的，因为所有参与实验的孩子都死了。因为从养母那里得不到身体接触、看不到笑脸、听不到充满爱意的话语的孩子是无法存活的。

所有年龄段的人都享受触摸的乐趣与好处，无论是表示关爱的轻拍肩头、充满情欲的爱抚、对僵硬肩膀的按摩，或是淋浴时来自热水的轻柔冲洗。洗淋浴会使很多人产生唱歌的欲望，而躺在浴缸里会使我们感到镇静——很少有人会泡在浴缸中歌唱。

想一想，这是为什么？我们被碰触的"方式"会让我们有不同的感受。有时会感到很痒，有时则不会。

皮肤是人体最大的感觉器官。大脑皮层中，很大的一部分都是用于记录来自皮肤的感觉印象。我们皮肤上最敏感部位的脉冲占据了大脑皮层中相当大的一部分，比其他部位所占的都要多。我们已经绘制出了呈现由皮肤神经的密度决定不同身体部位大小的图纸。这是一张非常有趣的图纸，从上面我们会看到巨大的嘴唇、脸和双手，以及十分细小的胃和大腿。还有一件有趣的事，大脑中接收来自生殖器官的皮肤反馈的位置，与接收来自双脚的反馈的位置非常接近。这或许就是对于有些人来说，脚也是一个强烈的情欲器官的原因。或许来自双脚的脉冲可以轻易地"扩散"到感应正常性愉悦的区域。

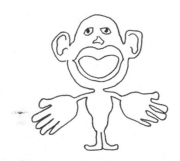

注：如果用皮肤对同样程度的触摸的敏感度来表示身体部位的大小，这就是我们身体看起来的样子。比如，手指与嘴唇对触摸的感觉就十分敏感而精确。

　　未被毛发覆盖的皮肤区域，也就是所谓"光滑肌"，例如手心、脚底、嘴唇、阴茎与阴蒂，是最为敏感的。手心和脚底的皮肤可以感受到精准的触摸，因此，我们可以轻松地用它们识别物体，并且皮肤精准的反馈有助于我们调整手指与脚趾的活动。而生殖器官，如阴茎和阴蒂，就是专门为性而设计的。在面部，对触摸最敏感的当属嘴唇。舌头和脸颊内侧的感觉印象有助于定位食物的移动。我们会检查所吃食物的一致性，这有助于结合味觉和嗅觉来共同构建对食物的认知。

　　就好比味觉可以辨别不同类型的味道，例如甜、酸、咸、苦或鲜美，触觉也可以分辨出不同类型的触摸。通过皮肤的反馈，我们可以描述出 4 种不同类型的触觉：固定按压、拉伸、皮肤上的运动以及振动。通过游离神经，也就是表皮中一种专门的细胞，或存在于真皮中的微小感觉"颗粒"，神经纤维可以将脉冲传导至脊髓和大脑。通过结合这 4 类触觉，大脑可以对正发生在皮肤上的情况形成一个准确的印象。

　　触觉是非常敏感的，也就是说，活动中的手指能感觉到一个微米高度的细微变化，也就是一个细菌的大小。与此相比，我们的视觉就远没有如此精准。我们离拥有看到细菌的能力还相距十万八千里。想象一下，当你要"打开"一个新的卷筒，此时对你最有帮助的一定是你的触觉，而不是你的视觉。另外一个例子就是，天上落下你看不到的小雨丝，但你的皮肤却可以轻易感知到。

作为一名皮肤科医生，当我需要评估某人面部的紫外线损伤程度时，我最信任的就是我的指尖所感觉到的那种砂纸般的质感。

触觉被越来越多地用于进行技术层面的交流，也就是"触觉交流"。已知的例子就是手机的振动，或通过触摸屏幕的方式来控制一台计算机。由于触觉如此之好，未来我们的皮肤将具有很大的潜力与机器进行互动。

人体表面超过 90% 的皮肤都长有毛发。这些部分的触觉不如无毛皮肤区域那么敏感。触感神经也会分布在这些长有毛发的皮肤表面，但它们主要集中在毛囊附近，毛发的活动可以激活这些触感神经。由于毛发会稍稍突出于皮肤表面，所以理论上，人是可以在物体接触到皮肤之前，"提前"感受到触碰的。从某种程度上来说，人类长有简易的感官毛发。

皮肤的嗅觉与听觉

除了能感觉到压力、拉伸、活动和振动以外，皮肤还可以感觉到热、冷、痛和痒。

鲜为人知的是，皮肤还具有嗅觉和听觉。

在过去的 10 年里，研究人员发现具有嗅觉的不仅限于鼻子，而是遍布周身：肝脏、心脏、肾脏，甚至是精子。现在，我们还在皮肤中发现了超过 15 种不同的分子。这些分子会对鼻子嗅到的气味产生反应。这些反应的作用是什么，目前尚不明确。2014 年，德国的一支研究团队在皮肤细胞中发现了一个对桑达洛物质有反应的气味分子。桑达洛是檀香的一种合成变体，常用于香水、保湿剂和其他皮肤产品的制造。将皮肤暴露于桑达洛气味中，皮肤伤口的愈合速度会加快30%。这一发现是否能为用气味进行皮肤治疗，如皱纹、衰老与损伤等，做一个铺垫呢？像上面提到的，精子也同样拥有嗅觉，并且它们会用自己的嗅觉能力分辨方向，从而更为顺利地游向卵子。这很机智，不是吗？

　　然后，我们现在要说的是皮肤的听觉。皮肤真的有听觉吗？

　　皮肤可以感受到振动，而声波恰恰就是在空气中的振动。人类的耳朵能接收到的声音频率范围在 20 ～ 20000 赫兹之间，而皮肤中的接收器对频率为 10 ～ 250 赫兹的振动十分敏感。那么，现在的问题就是，皮肤是否足够柔软到可以通过声波开始振动，就像鼓膜那样？这一问题的答案恐怕是否定的，但我目前还没能找到任何已经对此进行完善研究的科研报告。另一方面，如果你把手放在一个扬声器上（将低音频率降为 20 赫兹），声波和振动将会被传导至皮肤，并传入振动敏感神经中。通过这样的方式，失聪的人也能感觉到声音。

　　这一原理为振动型服饰领域的发展奠定了基础。实际上，有一些服装的原型与我们背部的皮肤很接近。声音信号由麦克风接收，并将高频声音转换为皮肤中的低频振动点。如果付诸实践，它最终将有可能在不使用耳朵听觉的情况下接收到声音。希望这能够成为对那些听力受损的人群有用的技术。

第三章

儿童期——光滑娇嫩的肌肤

你对皮肤最初的记忆是什么？

是额头上的伤，还是手指上的痦子？也许是被黄貂鱼刺伤之后的疼痛？又或者是爸爸或妈妈给你涂抹湿疹膏时的场景？你还记得自己被阳光晒伤的肩膀、长过的水痘，又或是你那被干草刺过的皮肤沾了海水后那种奇痒无比的感觉吗？

在我的记忆中，印象最深刻的就是蚊子！夏天的时候，它们每时每刻都无处不在。这些几不可见的叮人生物会出现在我散步的丛林中，想方设法潜入我的卧室，出现在我们孩童时期的那些夏日夜晚。

穿透皮层的蚊虫叮咬

让我们假设一下，在一个炎热的夏日傍晚，你是一只正待在一个小男孩手臂上的蚊子。你闻到血液的气味，用 6 条细足着陆在他的皮肤上。可是血在哪里？当务之急就是要快到不被发现！

你最先注意到的就是皮肤表面，上面布满了圆形但又稍显棱角状的小硬片，也就是表皮细胞。作为一只蚊子的你，如果视力很好的话（我也不清楚蚊子的视力到底能有多好），那么你应该还能看到皮肤上无处不在的细

菌。它们小而圆润，是一种外形有点儿像香肠的细胞，一个接着一个地成
簇或成串地排列在一起。在汗腺的入口、在皮肤上耸起的规则排布的毛发
束附近，超强的繁殖能力使得它们族群兴旺。而你，则应该试着避开这些
毛发束。因为这些毛发束一动，神经就会接收到信息，然后人就会感觉到
一种轻微的刺痛感。因此，对于一只蚊子来说，过多地在毛发束之间移动
是一种非常糟糕的生存策略。

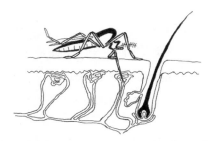

注：蚊子的叮咬会穿过表皮，一路向下到达真皮层的血管中。

　　你决定要下手了。你那尖锐的口器刺穿了小男孩手臂上坚硬的表皮细
胞。一开始，你也只能刺入一点点。不过好在表皮下会逐渐变得柔软些。
这样一来，你向下推进口器的主干部分会更为轻松。你的口器末端很快就
会来到表皮的活细胞层。如果你很倒霉，你的口器不小心碰到了表皮中的
那些细微的神经末端，那么这个小男孩就会很快做出反应，然后你就会在
他拍过来的巴掌之下一命呜呼了。

　　你还有可能会碰到免疫细胞，也就是朗格汉斯细胞，它们是皮肤的外
部保护屏障。这是一种特殊类型的细胞，它们的工作岗位就在皮肤表层的
下方。它们会用那长长的触角阻止病毒和细菌继续向身体内部入侵。但是，
小小的朗格汉斯细胞对巨大的蚊子是无能为力的。

　　到现在为止，你还没有找到血液！众所周知，表皮里是没有血管的。

你继续向下推进你的口器。在真皮层的底部，血管们盘根错节地排布着，就像一张网。

最终，你刺入了静脉，可以迅速地吮吸让你活命的血液。请尽情地享用你的大餐吧！

蚊子的叮咬

蚊子一旦找到了血管，便会向皮肤中注入一定剂量的唾液。蚊子的唾液具有防止血液凝结的作用，它含有一种物质，功能类似于血液稀释性药物，例如很多患者在服用的那种用来预防中风和心脏病的药。蚊子的唾液中还含有一种会对皮肤产生刺激的物质。

蚊子的唾液会和人真皮层中的免疫细胞发生反应，特别是一种叫作肥大细胞的免疫细胞。肥大细胞受到刺激时，它们会释放出组胺——一种能够唤醒皮肤神经的分子。在很短的时间内，大脑皮层就会接收到痒感的信号。组胺还会导致血管扩张，并使流动的血液渗入组织。在大约20分钟以后，皮肤中就会出现一个柔软的、红色的小肿包。这个小肿包通常会在

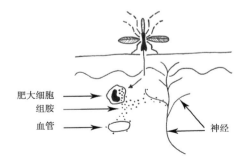

肥大细胞
组胺
血管
神经

注：蚊子的叮咬会导致肥大细胞释放组胺，并且组胺会对血管和神经造成影响。

1～2个小时后恢复平整。此外，蚊子的叮咬还可能会在之后的1～2天内形成一个隆起的、令人发痒的红色硬块。之后，血液中的白细胞会想办法把自己从血管中挤出去，试图消除来自蚊子唾液的物质。

但是，为什么我们中的一些人会比较吸引蚊子呢？为什么我们在被蚊子叮咬后的反应会不尽相同呢？有的人似乎更容易吸引蚊子，例如孕妇、体热的人，以及性激素水平高的男性和女性。被性唤起的人更容易吸引蚊子，这是由于此时的人体会散发出某种特殊的香气，蚊子对这种香气格外着迷。

其实，人的一生中可能会对同一类型蚊子的叮咬存在不同的反应，对这一情况的描述首次出现在1946年的《自然》期刊上。当一个人第一次被蚊子叮咬时是不会表现出任何反应的，免疫细胞首先必须得知道蚊子的唾液是一种异物。在下一次被叮咬的1～2天后，这个人的皮肤中可能会出现一个肿块。此后，就会迎来一个新的阶段，这个人的皮肤会在被叮咬约20分钟后急速地出现发痒肿胀，并在1～2天内形成瘙痒的肿包。最终，也许是在几个月或几年后，人体会有能力轻松地对抗蚊子唾液中的物质，然后对这种蚊子的叮咬只会有快速短暂的反应，甚至不再有任何反应。挪威的蚊子分为好几种类型，所以我们可能就每一种类型的蚊子都经历一遍上述历程。

孩子对蚊虫叮咬的反应通常比成年人更为剧烈。这是由于成年人的身体逐渐培养出对蚊虫叮咬较高的耐受度，而孩子尚未做到。

我们还可以在被叮咬前，通过提前服用抗组胺药物来预防蚊虫叮咬后的即时反应，没有处方也可以买到抗组胺药物。对于抗组胺药物与蚊虫叮咬的研究，毫无意外地绝大部分都是在芬兰展开的——有着"千湖之国"之称的芬兰，简直就是蚊子们的天堂。

荨麻

我关于童年的另一个记忆就是荨麻。我至今仍记得哥哥曾用一种小孩子到了一定年龄就会采取的卑鄙伎俩"引导"我认识这种植物。他利用他在我心目中的英雄形象，哄骗我去摸一棵荨麻，一开始的几秒钟我还对此颇具热情，可很快我就发现这是一个多么坏的主意。

实际上，皮肤对此的反应有点儿像我们被蚊子叮咬后的反应。荨麻的叶子和茎上长有非常细小的毛。这些毛大约只有 1 毫米长，毛里面流淌着一种刺激性化学物质，其中包含组胺和甲酸。这些细毛的末端像针一样尖锐。当你触摸它们时，它们可以轻而易举地刺破你最表层的皮肤，这本身会造成疼痛。在碰触中，这些细毛的尖端也会破损，里面的液体从而进入皮肤，皮肤很快就会发红，并有轻微肿胀。此外，组胺会直接作用于痛痒神经，并向脊髓与大脑传导脉冲信号，我们便会因此感到瘙痒。

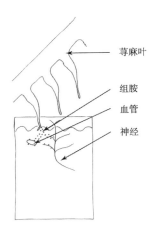

荨麻叶

组胺

血管

神经

注：荨麻叶上长有很多细毛，细毛的尖端在接触到我们皮肤的时候会发生破损，同时释放出会对真皮层中的血管与神经造成影响的组胺。

如果孩子不小心碰到了荨麻，并哭着向你寻求帮助，你该怎么做呢？你应该立即用冷水为孩子冲洗患处，这样患处的皮肤就会很快冷却下来。冷处理会在一定程度上缓解皮肤的瘙痒和疼痛感，因为神经无法在寒冷的环境中很好地工作。此外，你还可以用一些小苏打，也就是碳酸氢钠，涂抹患处，因为它会和荨麻中的甲酸发生中和反应。如果情况不太好，可以让孩子服用抗过敏药物（抗组胺药）并少量涂抹一些氢化可的松乳膏予以缓解。

瘙痒

很多情况都会导致瘙痒：湿疹会引起瘙痒，疥疮、荨麻疹及很多其他皮肤病都会引起瘙痒。有时候，肾衰竭、肝病及神经系统的疾病也有可能引起瘙痒。

瘙痒本身是一种症状，而不是一种疾病。

但是，瘙痒到底是什么呢？1660年，德国医生塞缪尔·哈芬雷弗尔将瘙痒定义为一种"迫使人想要抓挠自己的不愉快的皮肤感受"。看到这里，你一定忍不住笑起来了。这个所谓定义难道不就是一句大白话吗？可事实是，到目前为止，还没有人想出一个更好的定义。

瘙痒与氯化作用有关。和许多其他语言一样，挪威语也在用同样的词汇描述瘙痒的体验与动作。在这里，我会尽量区分这两种表达，也就是说，瘙痒是一种体验，而抓痒指的是动作。

在英语中，它们的区分很明确，痒是体验，而抓痒是动作。

瘙痒是一种感官体验，通常开始于皮肤，但也可以从黏膜开始。想一想花粉过敏时眼睛里的瘙痒感，或者对贝类食物过敏，把它们吃到嘴巴里的瘙痒感。那么，皮肤中的瘙痒又是从哪里开始的呢？这个答案很简单，就是皮肤的最外层。如果你经历了严重的烧伤，它深入你的皮肤，穿透表皮并深入到真皮层，你会感到疼痛而不是瘙痒。而在另一种情况下，如果你得了湿疹（这是一种发作于表皮和真皮层上部的疾病），那么你就会感到十分瘙痒。

几十年前，瘙痒被理解为疼痛的一种变体。但是在 1997 年，瑞典与德国的研究人员分辨出了专门对应瘙痒感的神经，而它们却没有导致疼痛。不幸的是，这并没有看上去那么简单。瘙痒的发生是一种涉及若干种不同类型神经的复杂过程。

大自然为什么要赋予我们这种感受瘙痒的能力呢？从进化学角度来看，瘙痒必然是具有重要意义的，人和许多动物都能够感受到瘙痒。我们拥有这个能力很有可能是为了驱赶那些可以致病的昆虫和寄生虫。因此，我们可以避免很多疾病，例如疟疾、黄热病或由蚊子传染所致的昏睡症。想一想，你是多么轻易地就能感觉到痒。你可以行走一整天，却注意不到裤子在摩擦你的腿，而一只昆虫刚刚落在你皮肤上的瞬间，你就能感到痒。

现在的你有没有感觉身上某处在发痒？你的答案很可能是肯定的。瘙痒具有传染性，并且可以由阅读、思考或谈论引发。并且如果你看到某人正在抓痒，那么可以肯定的是，你自己很快也会觉得痒。为什么会这样呢？瘙痒会传染的原因很可能是造成瘙痒的元凶——寄生虫，它也具有传染性。如果你的枕边人皮肤上有寄生虫，那么你也应该立刻开始清除自己身上的寄生虫了。

瘙痒这件事本身具有两面性。轻微的瘙痒是没有关系的，它甚至还可能有点儿舒服。法国哲学家、作家米歇尔·德·蒙田曾说过："皮肤上的痒是一种唾手可得的天然乐趣，但随之而来的便是痛苦与悔恨。"并且就像俗语中所说的那样，"甜蜜的瘙痒过后，便是酸楚的刺痛"。英格尔·哈格鲁普在她的著名诗作《幸福》中写道："幸福就是在蚊子新叮处抓痒的满足感，就是在未经历爱情时的年轻与富有。"

别人为你抓痒是一种关爱的体现。你可能在电视和电影中看到猴子们坐在一起互相抓痒，表示关爱与抓痒之间是存在相互关联的。出现瘙痒可能代表有压力，而猴子相互抓痒会起到减少矛盾的作用。但是太过严重的瘙痒和抓挠就不太好了。作为一名皮肤科医生，在我见过的大部分案例中，瘙痒都是个问题。

为了防止瘙痒，就必须先激活表皮和真皮中的瘙痒神经，有很多方法可以做到。例如，可以利用来自大自然的物质，比如荨麻就可以直接作用于瘙痒神经。我们自身的免疫细胞可以释放组胺来刺激瘙痒神经，这些免疫细胞可以被某些药物或过敏反应激活。还有其他可以激活瘙痒神经的方法：人体自身产生的很多化学神经递质也可以引起瘙痒，包括P物质、前列腺素、中性白蛋白和蛋白酶。如果表皮因湿疹或皮肤干燥而受损，蛋白酶就会激活瘙痒神经。

有一种植物也可以仿制出这种制痒效果，这是一种可以产生蛋白酶的热带豌豆植物。这种豌豆植物是娱乐用品商店中出售的一种玩具的原材料。与组胺相比，这种植物实际上会激活几种不同的瘙痒神经。瘙痒类型主要分为两种：一种与组胺有关，另一种则与蛋白酶及其类似物质有关。这也就是抗组胺药可以有效缓解过敏症中的瘙痒，却对由湿疹及其他皮肤病所引起的瘙痒完全不起作用的原因。

在瘙痒神经被激活后，脉冲会经由神经传导到脊髓，并止步于大脑皮层。在这个过程中，你的情绪会对该脉冲起到调节作用。如果此时你的情绪比较压抑，那么你会更容易感到瘙痒。

抓挠皮肤能够起到止痒的效果，其原因之一就是你在抓挠皮肤时所造成的疼痛感会在一定程度上抑制瘙痒。神经系统的这种设计就是为了让痛感缓解瘙痒感。

面颊上的肿块

在几年前的一次会诊上，我的一位同事向我们展示了一名孩子面颊上长有一些小肿块的案例。

这是一个刚一岁半的小男孩。他的嘴巴两侧长了几个 2 厘米大小的红色肿块。他的父母前一天就带他来过。他们很想知道孩子脸上长的到底是什么。他们看起来有些难过。把这个小男孩转诊过来的急诊室医生曾考虑给他用一些抗生素，但由于我们这边即刻接诊，所以用药的事就被暂时搁置了。

经过反复讨论和问询一些其他问题，我们为这张小脸上的肿块找到了最有可能的解释：是因为这个孩子吃了冰激凌！是的，你没听错！就在两天前，这个小男孩吃了姑姑给他的一个水果冰激凌，这很可能就是第二天他的脸上长起这些肿块的原因。

一些婴幼儿的皮肤深处对寒冷非常敏感。他们的皮下组织中的脂肪构成存在着轻微的差异，而寒冷可以导致炎症的发生。在英语中，这种病症被命名为"冰棒（寒冷）性脂膜炎"（popsicle panniculitis），也就是由冰棒或冰果汁引发的皮下组织炎症。

同样的肿块还有可能出现在骑行者的大腿与臀部皮肤中。在阴冷的天气中骑马，如果不穿抗寒材质的裤子，那么足够多的寒气就会侵入皮肤深层并引发炎症。

自我修复

想象一下，一个小孩不小心用刀割伤了自己的手指，这个伤口可能有4 ~ 5毫米深。孩子感觉非常疼，并且伤口还在不断地流血。你可能会用一些纸或纱布紧紧地按压住他的手指来止血。然后你会问自己：是否应该带孩子去医院急诊室？也许应该让医生为他缝几针？但是你冷静下来，给孩子的手指贴上了创可贴，希望这样管用。一周后，孩子手指上的皮肤就几乎恢复正常了。

身体的自愈性是生命得以生存下去的最基本的能力。我们认为这是理所应当的，但实际上这是一件很了不起的事。如果我们的皮肤不能够自己愈合，会怎么样呢？可能一个小小的伤口都会导致持续的问题。为了防止皮肤受伤，首要目标就是让表皮迅速地覆盖住伤口。理想情况是伤口愈合后会长出正常的皮肤，但是大部分情况是新长出来的皮肤质量堪忧。之前是伤口的地方，会长出脆弱、坚硬和失去弹性的瘢痕——没有毛发、汗腺或皮脂腺。

两栖类动物和鱼类的伤口在愈合后是不会结疤的，有时候甚至还能形成新的器官。其中最知名的案例便是蝾螈。它们可能会在失去身体的一部分后，比如一条腿或一条尾巴，再长出一条新的！这种事能发生是因为蝾螈的一部分细胞成了干细胞，也就是类似于卵细胞刚刚受精成为受精卵那几天的细胞。蝾螈的尾巴断掉后再长回来的过程就像它们曾经在卵中发育成长并第一次长出尾巴那样。我们能够得知其背后的原理还要归功于对此课题的深入研究。这项研究有着十分明确的目的：许多研究人员致力于用同样的方法培植人体部位。如果能弄清楚发生在蝾螈身上的事，我们在此项研究上就迈上了一个新的台阶。

人类也有一个几乎算是伤后可以重生的身体部位，就是指尖，至少对小孩来说是这样的。如果你切断了指尖外部的软壳，手指会在几周后长回近乎正常的模样。里面的神经甚至是指纹，都会和以前一模一样。有很多迹象表明，指甲下面的细胞就是新生指尖的生长点。针对老鼠的研究证实，这些细胞具有干细胞的功能，就像蝾螈那样。

我还是一名新手医生时，曾在急诊室工作过一段时间，接诊过几位不小心切掉了指尖的患者。我们用防水橡胶指套来处理此类伤情：待患者的伤口止血后，在其伤口处涂抹抗菌药膏，而后把指套固定在上面。伤口处还需要定期换药。大约几周后，患者的手指就会恢复正常。如果是身体其他部位发生这样的损伤，比如我们失去了一部分耳垂，它就不能像指尖这样恢复得完好如初，但好在指尖对我们来说比耳垂有用得多。

较深的伤口

无论是意外事故还是手术形成的伤口，伤口深度都决定了患处皮肤日后的状态。如果损伤的仅仅是最外面一层的皮肤，也就是表皮，是不会留下伤疤的，皮肤的擦伤就属于这类伤口。新的皮肤会从这个深度的表皮细胞中及深处现有的汗腺与毛囊中长出来。再深一些的话，也就是同时穿过表皮与真皮层的伤口，就会留下瘢痕。因为这时候表皮要沿着伤口下缘重新生长，需要很长时间。

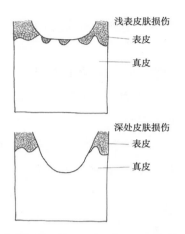

浅表皮肤损伤
—表皮
—真皮

深处皮肤损伤
—表皮
—真皮

注：浅表处的皮肤损伤不会留下瘢痕，穿透表皮的深处皮肤损伤则会造成瘢痕。

皮肤内部的实际修复过程，就是皮肤中现存细胞与出血伤口周边细胞之间的一种精细融合。有人倾向于把这一修复过程划分为不同的几个阶段：发炎、生长与重塑。

第一阶段，也就是发炎阶段，从流血开始。血小板和血液中的物质会在伤口处形成一个凝胶状隆起，我们称之为血块。此外，血管中的肌细胞进行收缩，血流速度会因此减慢或完全停止。血小板不仅会帮忙止血，还会用自身的生长因子把其他细胞吸引到这片区域。血液中的白细胞也会从创口处渗出。此时血块便形成了一个有利于修复流程的结构。伤口处发炎，这既是修复流程的一个环节，也是将细菌与坏死细胞从创口处清除出去的一种手段。

接下来就是生长阶段。在伤口的底层，会长出一个由血液白细胞、小血管与成纤维细胞共同形成的结缔组织，被称为肉芽组织（肉芽的意思是小颗粒）。肉芽组织看起来有点儿像覆盆子的表面——红色的且凸凹不平。有时候，如果你从伤口上清除血痂，也能看到这样的组织。顺便说一下，血痂就像伤口上的一种贴片，以这种形式保护愈合前的伤口。它还可以让伤口底部保持轻微的湿润。血痂在自己松动脱落前会一直稳固地覆盖在伤口上。

最后是重塑阶段。这时，新生成的组织会在形成的同时进行分解。如果上述结缔组织形成得过多，那么就会造成一个比较大的伤疤。如果伤口本身就已经很深了，那么伤口底部就会开始形成类肌肉细胞，把这片区域拉拽到一起。最糟糕的情况下，这有可能会造成机体行动力受限。

瘢痕

不同类型的皮肤损伤都有可能留下瘢痕，如割伤、手术伤口、烫伤、注射疫苗后的针刺、文身，或是痤疮、蚊虫叮咬后的炎症。这些瘢痕看起来大不相同，它们可以很平整或几不可见，但也可以又厚又硬。有的伤疤会使伤处皮肤凹陷，而更多的则是在皮肤表面形成凸起。

为什么有的瘢痕几不可见，而有的异常明显呢？首先，身体上不同部位的皮肤是存在差异的。我们的肩膀、后背、胸部，尤其是胸骨中间的位置，很容易留下较大的瘢痕，而脸上则不太容易留疤。口腔中的伤口会愈合得很快，瘢痕也会比较小。青少年和年轻人的伤疤会比老年人明显。深肤色的人比浅肤色的人更容易留下明显的瘢痕。如果伤口出现感染，或医生把伤口缝合得过紧，都会造成较为明显的瘢痕。

我每次准备为患者去除一颗痣之前，总是问他以前是否做过类似的皮肤处置。我需要确定患者的麻醉是否已生效，并看一下他此时的焦虑程度。有时候，患者会告诉我他之前有过类似的经历，并且留下了丑陋的瘢痕。这时我便会提醒自己一定要比之前那位医生缝合得更细致一些。在这样的情形下，我认为诚实才是对患者权利最大的尊重。我会向患者解释说，人体有的部位可能更容易结疤，而有些人的体质也更容易留疤。这时候，患者虽然不说什么，但心里肯定在想，我的解释只不过是在推卸责任，并为其他医生开脱。但是在这种情况下，我觉得我们应该让生物学上的不可预测性惠及之前那位医学同行。

有时候，伤疤的发育会失控，变得非常大而且清晰，我们将这样的伤疤称为瘢痕瘤的极端变体。它们比周遭的皮肤高出很多，通常是红色的，还有可能感到疼痛或瘙痒，有时候这样的瘢痕会继续生长数月之久。如果皮肤的伤口在愈合过程中经历过多的活动或伸展，是最容易长出瘢痕瘤的。但它们也会出现在其他部位，比如耳垂上，其原因是愈合期间形成了过多的结缔组织，尤其是胶原蛋白。正常瘢痕的形成，是应该有一定量的结缔组织的参与，但能构成瘢痕瘤的，通常是形成了将近 20 倍于所需量的结缔组织。又比如，在青春期，尤其是男孩子，后背上的痘疤通常很大。

治疗这样大的伤疤很有难度，对其实施手术要格外小心，因为新的伤疤可能会比它更大。硅胶绷带可用于瘢痕的预防和治疗。此外，还可以通过注射可的松、放射或冷冻等方式来治疗瘢痕。

烧伤与植皮

当皮肤接触的温度高于 44℃时，就有可能被烧伤。47℃可在 45 分钟后损伤皮肤，而 70℃仅需要 1 秒钟。

除烫伤以外，化学品、电力、紫外线及放射性光线都可以对皮肤造成类似于烧伤的损害。最常见的损伤是那些由高温液体造成的。很不幸的是，孩子们被热咖啡或食物烫伤的事非常常见。

我们倾向于把烧伤分为三个主要类型：一级烧伤只伤及表皮；二级烧伤是对表皮与真皮的损伤；三级烧伤则是对皮肤的深度烧伤，并可能对皮下组织造成损伤。

被烧伤后，皮肤会变红，它的屏障功能也因此减弱或损毁。患处会肿胀，并长出水疱，这是血管中的体液渗透出来所导致的。在严重的情况下，体液的流失会导致休克，而心脏也会因此无法获得足够多的可以输往全身的血液。当这层屏障被破坏后，皮肤非常容易受到感染。

烧伤的急救处理是要先除去衣物，并冷却患处皮肤，冰冷的自来水在此时就很有用。在冲洗几分钟后，可以在患处进行湿敷。不要蘸取冰水，因为这会造成更严重的疼痛，12℃左右的水是最理想的。如果你需要去看医生，后续处理便是清除患处的死皮以降低感染风险，然后在患处皮肤涂抹保湿剂或抗菌乳膏，并进行止痛治疗。

如果烧伤很严重，也可以尝试皮肤移植。医生需要帮助患者覆盖住其被烧伤的皮肤面。此时，需要从患者身体的其他部位取用完好的皮肤来覆盖被烧伤的部位。如果需要覆盖的面积很大，医生会在所取用的健康皮肤上做一个小切口，以便于抻拉，使这块皮肤看起来有点儿像一张粗网眼的渔网。这类的皮肤移植的优势是，无须取用大量健康皮肤便可以满足大面积皮肤移植的需求。

很多人都以为是医院的皮肤科医生在治疗烧伤，但其实真正的治疗者是外科医生，尤其是整形外科医生，是他们在负责重度烧伤的治疗。他们有着丰富的经验和很高的专业度，并且最开始组建这一科室的目的就是治疗烧伤。

皮肤的适应能力

人体总是会尝试尽最大努力去适应环境。一个运动量很大的人，他的心脏会跳动得更有力，肌肉也会变得更发达。如果女性吃不到足够的食物，她们的月经就会停止，而且身体在无法得到足够食物的情况下是不会怀孕的。

类似的事情也会发生在皮肤上。如果皮肤经受很强的挤压或摩擦，表皮在几天后就会变厚。吉他手的指尖皮肤比常人更厚就是因为他们的手指需要长期按压琴弦。有的人可能会经历更多的挤压或摩擦，特别是足部，然后就会长鸡眼，这可能是因为穿的鞋太紧了。鸡眼可能长在脚底，特别是脚趾处、脚趾之间，也可能长在脚的一侧。在长了鸡眼几周之后，走路时便会感到钻心的疼。

对鸡眼的预防与治疗是足科医生的主要任务。对鸡眼的治疗包括减缓皮肤患处的压力与摩擦，比如可以用一个鸡眼垫，也就是中间有一个孔的隔垫，这样一来，对患处的压力就会更多地分散在周围的皮肤上了，或者可以试着通过足浴或乳膏来去除这块增厚的皮肤。在比较少见的个例中，可能有必要请医生通过手术来去除鸡眼，并在手术过程中对趾骨进行轻微的矫正。

皮肤中的病毒

跖疣看起来和鸡眼有点儿像，只不过跖疣多发于儿童，鸡眼则多发于老年人。引发跖疣的罪魁祸首是一种病毒——HPV（人类乳头瘤病毒）。这是一种能够侵入表皮的病毒，它会导致产生更多的表皮细胞，并增加皮下血管的数量。你可以看到，疣中的血液就像一个个黑点，但它们并不是疣的根，而是皮肤中剩余的血液凝结成的残留物。如果我看到这些黑点，我可以很确定地说这是一个疣，而不是鸡眼。

　　我们全身的皮肤上都可能长疣，包括黏膜在内：这一类疣的统称叫病毒疣。病毒可以通过皮肤的直接接触传播，也可以间接地通过地板或门把手传播。我们很难避免被传染，因为病毒会出现在很多地方。

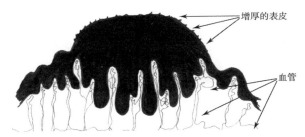

注：病毒疣会导致皮肤增厚、血管缩小。

　　准确地说，HPV 其实是一个病毒家族，一共有 200 多个不同的种类。有的会在我们的手部和足部茁壮成长，也有的更喜欢定居在我们腹部的皮肤上，还有一些病毒偏爱人类子宫颈的黏膜，而感染这种病毒会增加罹患宫颈癌的可能性。

　　当前，鉴于 70% 的宫颈癌都是由 HPV 病毒导致的，所以女生在七年级就会开始接种 HPV 抗体疫苗。最近，挪威决定让男性也接种 HPV 抗体疫苗，就像澳大利亚已经在做的那样。该疫苗可以降低男性罹患阴茎癌、直肠癌与咽癌的风险，同时也保护他们不会被未接种该疫苗的女性感染。

　　儿童身上的疣体有多种不同的去除疗法。医生可以通过冷冻疣体的方式予以去除，但是这么做通常非常痛，所以建议儿童在年满 10 周岁后再考虑此疗法。我们也可以在患处皮肤使用各种化学物质，这些通常是具有腐蚀性的。激光与烧灼疗法也可以达到治疗目的。

然而，在这里应该告诉大多数人的最重要的一件事就是这些疣体在过一段时间后也会自行消失。

小儿皮疹

说到小儿疾病，我们指的是那些几乎只见于儿童的传染性疾病，因为我们通常一生只会得一次。初次感染便会为你的余生提供保护。如果你小时候没有得过这种病，成年以后还是有可能会得，而成年后发病会显得更为凶险。

幼儿园的孩子平均每年生病 22 天。男孩和婴幼儿更是感染疾病的高发群体。

最典型的三种伴有皮疹的小儿疾病分别是猩红热、风疹和麻疹。猩红热是由链球菌感染引起的。患病初期，患者会感到喉咙痛，然后，在几小时或几天后，身上会长满疹子。这种疾病会很危险，但可以使用抗生素治疗。目前，这种疾病在挪威已经不是很常见了。

风疹是一种病毒性疾病。它会引起发热，并在患者皮肤上长出 2 ~ 4 毫米大小的红褐色斑点。但这对孩子来说并不是一种很危险的疾病。然而，处于妊娠期的妇女千万不要罹患风疹，因为胎儿会因此受到严重损伤，最容易受损的是胎儿的眼睛和耳朵，但也可以是其他器官。自从挪威在 1984 年引进风疹疫苗后，这种疾病就几乎在这个国家绝迹了。

麻疹是由病毒引起的，并且具有极强的传染性。就拿格陵兰岛的一个例子来说，麻疹于 1951 年来到这个岛上。在此之前，这个岛上没有人得过这种病，因此他们也就缺乏免疫保护措施——在一个约有 4000 名居民的城镇中，只有 5 人没有被感染。麻疹具有一个典型的特点，就是它的病程分为两个部分。首先，患者会发热，并伴有严重的感冒症状，通常还会伴有胃肠道疾病。在 2 ~ 3 天后，身体会退热几个小时，而病情会在再次发热前变得更为严重。此时，患者身上会出现红色斑点状皮疹，并会逐渐开始聚集。这些皮疹从头面部开始出现，并且逐渐扩展至全身。麻疹会持续一周左右，并且可能导致脑炎或其他器官的严重疾病。挪威的儿童是从 1969 年开始接种麻疹疫苗的。

曾有一段时期，人们对麻疹疫苗存在很大的争议。有些父母拒绝让孩子接种这种疫苗，以致麻疹在欧洲的频繁爆发。让人们对疫苗持此怀疑态度的原因，不是别的，恰恰是 1998 年发表在医疗期刊《柳叶刀》的一份研究报告。该报告公然指出，这款针对麻疹、风疹、腮腺炎的疫苗会增加接种者罹患自闭症与结肠炎的风险。直到 2004 年研究人员才证实此报告内容是一个谎言，那只不过是一桩学术欺诈案。之后，该研究结果被撤销，而此桩欺诈案背后的医生也就此失去了他的权威。

还有一些伴有皮疹的传染性小儿疾病也颇为常见。其中最为重要的三种便是小儿第四病、小儿第五病与水痘。

小儿第四病也叫作三日热或幼儿急疹，最常见于三岁以下的儿童。其症状是在连续发热三天后，且未出现其他严重病症的情况下，患儿在退热的同时，躯干或面部会开始出现红色小斑点。

小儿第五病也叫传染性红斑，通常会感染年龄稍微大一些的孩子，它会导致轻度发热及头痛。皮疹出现在患儿面部，并且看起来像有人轻轻拍打过他的面颊。这也是为什么有时候英文中称呼这种病为"拍颊症"。最终，患儿的手臂和其他部位都会出现烈焰色花边状红疹。

近些年，最新、最著名的小儿疾病是水痘。这也是一种很容易传染的病毒性疾病，并且每隔几年就会流行一次。这种病会在感染后的 12 ~ 16 天开始发病，症状就像普通感冒一样。最后，孩子的皮肤上开始长出发痒的小红点，然后逐渐发展成小水疱和硬皮，通常从头面部开始长，并向全身扩散。如果患者是免疫系统较弱的儿童或从未得过此病的成年人，那么此病之后的发展会颇具戏剧性。患者可以服用抗病毒药物来治疗。在较为罕见的情况下，水痘还可能导致肺炎及脑膜炎。

初次病愈后，水痘病毒会与人体相伴余生，并有可能在很长一段时间后以疱疹（带状疱疹）的形式再次出现。这通常会发生在成年期及老年期。我会在本书比较靠后的章节中讨论这种疾病。

头皮屑与头皮积液

不时就会有家长带着孩子来见我，他们的孩子同时有头皮积液与严重的头皮屑。这种情况通常是从全科转诊过来的。或者有时候，全科医生会先与我通话，然后我们就患者的情况进行充分讨论，在达成一致意见后，由我在这几天内对患儿进行检查。

几年前，我接诊过这样一位患者：那是一个居住在奥斯陆市中心的 4 岁女孩。她的父母来自索马里，小女孩皮肤黝黑，头发卷曲。近几周以来，她都感觉头皮处奇痒难忍，产生了大量的头皮屑，并且近几天头皮还开始出现一些黄色的屑泥。

当时全科医生认为这是由细菌感染导致的，所以给她开了一些抗生素，但是她的症状并没有得到改善。

当我给这个女孩做检查时，有许多指标都表明这是一种真菌感染。女孩的头皮发红，并且头皮屑很多。当我触碰到头皮时，她会感到疼痛。不

过她很快就会再疼一下，因为我要从她的头皮上刮擦取样检测真菌。我强烈
怀疑这个女孩患有头癣，也就是头皮真菌感染。我怀疑的原因是她头皮的症
状太过典型，而且之前服用的抗生素也没有效果。此外，头皮发生细菌感染
其实是非常少见的，头皮的真菌感染在具有非洲背景的儿童中比较常见。至
于到底为什么会这样，恐怕还没人知道确切的答案。这可能与非洲人从遗
传学角度更容易受到这种感染有关。另外一个可能就是移民与去过非洲的
人有着更为频繁的接触，有些真菌在非洲会比在欧洲更具有攻击性。

　　头皮被真菌感染的趋势会在孩子到达青春期时自然下降。实际上，我
本人还从未在任何成年人身上见过头皮的真菌感染。青春期皮脂分泌的增
加可能是针对这类感染的一种有效保护。

　　几周以后，这个女孩就病愈了，因为她服用了对抗真菌的药物特比
萘芬。

幼儿湿疹——异位性湿疹

　　患有异位性湿疹的幼儿会由他们的父母带来看诊，这通常发生在他们
满一周岁之前。我会先和孩子的家长进行交流，之后孩子会由家长抱着放
在我的大腿上来让我检查，这样会让孩子更有安全感。这些新手爸妈通常
是对孩子的症状已经"束手无策"了，急需帮助。我经常能感觉到这些家
长的沮丧与疲惫，因为夜间孩子的瘙痒症状会加剧，这就意味着孩子的爸
妈不得不熬过许多无眠之夜。然后，他们还会对此充满疑问：湿疹到底是
由什么导致的？我们的孩子能很快好起来吗？我们应该怎么给孩子的皮肤
做润滑？可的松乳膏有副作用吗？有针对瘙痒的有效疗法吗？

　　异位性湿疹是最常见的慢性病之一，与患病部位无关。有的国家，患

此病的儿童比例可高达 1/5。幸运的是，这是一种比较温和的病症，很多人在成年前可以摆脱它。在所有患有异位性湿疹的儿童中，2/3 的人成年后便极少甚至不再有任何病症。异位性湿疹的特点是伴有发痒的红色皮疹。在儿童中，此病症通常始于面部，然后逐渐扩散至双臂两侧，之后会进一步扩散至手肘与膝盖的弯曲面。

今天距离异位性湿疹这一术语的得名还不到 100 年。患有湿疹，就意味着皮肤中存在炎症。在希腊语中，湿疹的意思是煮沸和喷洒。这很符合湿疹的症状，因为这些皮疹长得非常密集，并且会导致患处皮肤发热、出水。异位这个词却并不是一个有助于我们理解这种病症的词汇，在希腊语中，它的意思仅仅就是"其他地方"。医学上对异位的普遍理解是一种先天性的过敏倾向，比如花粉过敏、食物过敏、过敏性哮喘。这个病症的名称格外令人困惑的部分就在于患有异位性湿疹的孩子通常也有过敏症，但是基本上他们的过敏症不是这种湿疹的病因。

在这里就不得不提一下，我们已知最早的患有异位性湿疹的患者是罗马帝国的奥古斯都大帝。历史学家曾在他去世后不久描写过他的死状："他的身体被很多类似于皮癣的坚硬、干燥的斑点所破坏，其原因是皮肤的瘙痒及在沐浴期间对瘙痒棒的过度使用。在早春时节，他出现了横膈膜紧绷与气管发炎的症状。"

事实上，这份 2000 年前的文献所描述的正是异位性湿疹，因为其中写到了皮肤干燥、瘙痒，并且许多患有异位性湿疹的人也同时患有哮喘（"横膈膜紧绷"）与花粉过敏症（"气管发炎"）。

乔治·拉伊卡是国际上著名的挪威皮肤科专家。他在布达佩斯长大，在斯德哥尔摩修得医学博士学位，之后又于 1971 年来到奥斯陆。1980 年，这位教授与美国同行约恩·哈尼芬共同发表了异位性湿疹的重要参考标准：

瘙痒、面部与四肢弯曲处的长期皮疹、哮喘与花粉过敏。他们对于异位性湿疹的描述如今被奉为经典。

尽管进行了深入的研究，但我们至今对于如此之多的儿童患有异位性湿疹的原因仍未能有一个完整的答案。更令人惊诧的是，这种病在近几十年变得越发常见。有的国家在过去 40 年中，该病的患病率已增加 2 ~ 3 倍之多。而在这过去的几十年中，人体并未发生什么重大改变，因此我们自然应着眼于外部原因：到底是什么导致这种慢性病在短时间内，并且是在全世界范围内变得如此高发？

寻找异位性湿疹的病因

找到此病病因的一种方法就是对不同组别人群的患病率进行检查。我们将人口中疾病分布情况的学说称为流行病学。这一学说最早应用于具有传染性的疾病，也就是传染病的研究。现在研究人员已经将这种方法应用于对所有类型疾病的研究。其中，该方法发挥作用的一个例子就是我们对于突发性的婴幼儿死亡，也就是婴幼儿猝死的理解。仅仅通过对婴幼儿睡姿的统计，研究人员就发现"俯卧"睡姿是具有危险性的。在建议父母们将孩子的睡姿调整为仰卧位后，已经防止了大量的死亡案例，尽管我们目前对于俯卧位的致死原因尚不明悉。

对于异位性湿疹，我会提出一些有趣的观察结果与假说。首先，就是人们俗称的卫生假说。在人口众多的大家庭里长大的孩子，他们不喝经过巴氏灭菌的牛奶，与动物有很多的接触，并且提早开始上幼儿园，这样的孩子罹患异位性湿疹的风险就小了很多。或许过于卫生的生活方式——生活在细菌、病毒、真菌和寄生虫这类微生物极少的环境中——是致病的原因？其中关于寄生虫的观点格外有趣。针对异位性湿疹和过敏症，我们自身通常会产生出很多特有类型的抗体，这些抗体和我们身体产生的用于对抗寄生虫的抗体属于同一个组别。因此，有可能是食物、花粉及动物毛发误导我们的身体产生了抗体，又或许因为我们留给自身免疫系统参与战斗的寄生虫为数不多了？

　　找到此病病因的另一个方法就是做基因检测。遗传基因似乎在很大程度上决定了异位性湿疹的患病率。研究人员已经在基因中发现了与皮肤屏障和免疫系统均有关系的变化。

　　虽然皮肤具有很强大的屏障功能，但它并不是完全防水的。我们完全可以统计从皮肤渗透出的微小水量（我们也称之为表皮水分流失）。当大量水分通过皮肤泄漏出去，皮肤屏障的作用就会更为微弱。针对此情况，可以用一台小仪器轻松且无痛地实施防治措施。2015 年，一份来自爱尔兰学者的研究表明，25% 遭受最大量皮肤水分流失的婴幼儿在 12 个月大时，罹患异位性湿疹的风险会高出 7 倍。也许未来对新生儿皮肤的筛查，能在一定程度上预测罹患湿疹的风险，以便于对每一名新生儿进行有效的皮肤护理。

　　研究人员通过试验发现，每天用保湿剂对婴幼儿进行皮肤润滑，可以降低他们罹患异位性湿疹的风险。此前，研究人员曾尝试用屏蔽婴幼儿周边过敏源的方式来预防和治疗湿疹，然而这并没有产生令人信服的结果。还有一项研究表明，幼儿在满 1 周岁前食用花生会降低其在 5 周岁时对花生过敏的风险。许多人认为弱化的皮肤屏障，会给异位性湿疹和过敏症以可乘之机。因此，过敏症未必是异位性湿疹的病因，却极有可能是伴随而来的一种后果。比如，有一种理论认为，我们对某种食物过敏，是因为在小时候首先接触该物质的是我们的皮肤而并非消化系统。这种理论很符合某些儿童先得异位性湿疹，后来才发展出哮喘和花粉过敏症的情况。

皮肤的屏障作用失效很可能是由皮肤的先天性变化导致的。我们有证据可以很好地证明缺乏丝聚合蛋白会使皮肤状况变得更糟。丝聚合蛋白是一种可以弥补表皮外部一半重量的物质。有趣的是，丝聚合蛋白含量较少可以更好地促进皮肤生成维生素 D。我将试着解释其中的关联性。

丝聚合蛋白含量较少在皮肤白皙的人群（北欧有 10%，亚洲有 3% ~ 6%，而非洲仅有不到 1%）中更为常见。丝聚合蛋白含量较少会使皮肤在紫外线下更为脆弱。因此，皮肤中丝聚合蛋白量的变化始终具有其必要性。结合较浅肤色来看，这是为了让肤色白皙的人在阳光匮乏的地区，也可以生成足够的维生素 D。这种进化趋势虽然给了我们生成足够的维生素 D 的机会，但是皮肤的屏障作用也因此被弱化。

婴儿面部与手背上生成的丝聚合蛋白量尤其少。因此，婴儿的这些部位可以生成大量的维生素 D，而这也正是阳光能照射到的皮肤区域。有趣的是，面部和手背恰恰也是异位性湿疹最初在婴幼儿身体上出现的地方。因此，有人会好奇地想，皮肤中丝聚合蛋白的减量是不是仅仅发生在我们的族群向世界北部迁移，并且开始穿衣服之后？

一些研究结果表明，患有异位性湿疹的人体内的维生素 D 含量比其他人多得多。也就是说，对于居住在极北地区的人而言，较弱的皮肤屏障是其获得足够维生素 D 的代价。由于许多患有异位性湿疹的人对抗紫外线的能力较弱，一些与此持一致观点的研究结果显示，异位性湿疹患者还具有较高的罹患一些特定类型的皮肤癌的风险。

非洲也存在异位性湿疹患者，但非洲人皮肤的屏障作用弱化的原因似乎有别于欧洲人。

弱化的皮肤屏障还会对皮肤上的微生物，即细菌、病毒与真菌产生影响。近些年来，人们对于了解皮肤屏障的弱化是如何对我们产生影响的这件事越发感兴趣了。我们皮肤的整个表面都被各种不同类型的微生物覆盖着，但它们的错误组合似乎就会导致疾病。一旦皮肤屏障被减弱，皮肤中的免疫系统就会发生变化，人就会出现程度较轻的感染，尤其是葡萄球菌感染。普通人中有 20% 是葡萄球菌的载体。但对于异位性湿疹患者而言，这个比例却高达 90%。那些患有异位性湿疹的人，皮肤上的细菌和其他微生物的种类比健康人少。我们可以做一个这样的比喻，健康的"皮肤花园"中，是百花齐放、争奇斗艳，而患有异位性湿疹的儿童"皮肤花园"中的花朵却是品种单一、千篇一律。

　　那么，关于免疫系统呢？免疫系统中部分活跃性增强，显然是异位性湿疹的一种催化因素。这也是皮肤屏障弱化的一种后果吗？又或者说是免疫系统自身使得皮肤屏障被弱化了？可以对免疫系统起到调节作用的药物，对异位性湿疹的治疗具有明显的效果。

异位性湿疹的最新疗法

　　异位性湿疹疗法的奠基石之一便是可的松乳膏。可的松的成分与人类肾上腺分泌的激素成分十分相似。该药物的首次使用是 1948 年 9 月 21 日，在美国明尼苏达州的梅奥诊所，以注射形式为一名 29 岁的女性治疗关节炎。而 1950 年的诺贝尔生理学或医学奖恰恰是颁给了这位梅奥诊所的医生菲利浦·S. 亨克博士，用以表彰他对肾上腺素的发现与使用。早在 1952 年，我们就已经能达到可的松的量产，而乳膏形式的氢化可的松变体也最终得以用于湿疹的治疗。这为异位性湿疹与其他类型湿疹的治疗带来了革命性的改变，并缓解了数以百万计人的瘙痒症状。

　　如果使用方法恰当，可的松乳膏可以对异位性湿疹起到很有效的治疗作用。可的松乳膏一般是用来治疗湿疹，但最近有越来越多的人对此持有较为偏激的态度。在我们已知的具有罹患湿疹倾向的人群中，他们似乎更倾向于预防性地使用可的松乳膏。

然而，不正确地使用或每次长期使用可的松乳膏也会出现副作用——被涂抹的皮肤区域会变薄，还有可能长出与孕妇身上的妊娠纹相似的伸展纹，并且皮肤中会出现更多可见的小血管。如不当地涂抹在面部，还可能促进毛发与痤疮的生长。你可能见过有的老年人在长期服用可的松片剂后的状态——他们的皮肤变得纤薄脆弱，并伴有小臂出血。

后来，出现了更有效、更安全的新疗法。

1987 年，日本研究人员发现了一种新的免疫抑制药物：他克莫司。这种乳膏与可的松有着相似的性质，但比可的松乳膏的副作用小。不提别的，起码它不会稀释皮肤。这种药物也同样有片剂形式，并且常作为肾移植手术期间的免疫抑制药物。

他克莫司来源于日本的筑波山，是从筑波链霉菌这种细菌中提取的。这是在筑波山下的土壤中发现的一种细菌。就像富士山一样，筑波山也是日本的一座名山。筑波山有着茂盛的植被，不像富士山那样寒冷与贫瘠。正是这些茂盛的植被间接地赐予了我们他克莫司。

他克莫司这个词源于日语词"筑波"（Tsukuba），也就是它的发现地。而大环内酯物，则是它的化学分类与免疫抑制成分，也就是它的主要成分。

近些年以来，我们虽然加强了对异位性湿疹的免疫系统变化的理解，但我们如今在治疗方面似乎面临着一个新时差。有一种非常重要的特殊免疫细胞，叫作 Th2 细胞，而许多疗法都会对其产生影响。2017 年 3 月，美国当局批准了药物度皮鲁单抗用于异位性湿疹的治疗。它通过皮下注射给药，目前一年的治疗费用约为 20 万克朗（约 15 万人民币）。这是不是太贵了？或者说我们是否必须接受如此高价呢？在之后的几年里，很可能还会有类似的药物通过审批，它们或为注射剂，或为片剂与乳膏。

我在医院里见过许多异位性湿疹患儿都有明显的并发症，典型的病患此前都会求助护士或全科医生。这种病伴有的瘙痒对患儿和家人都是一种巨大的困扰，但他们还不得不想办法阻止孩子抓挠患处皮肤。润滑剂生效比较慢，而乳膏质黏，并且会刺痛皮肤，衣服和床具也会同时变得黏腻，并需要更频繁地换洗。异位性湿疹通常会成为一种让全家人抓狂的疾病，他们每天都生活在反复出现的皮肤问题的支配下。

治疗的核心在于信息的获得，既关乎疾病，也关乎疗法。治疗的一部分就是接受异位性湿疹的病情变化，无论好坏，我们甚至不需要知道原因。这种疾病也在以它自己的方式活着。

有时候，解决方案是送进医院接受强效治疗，但更为普遍的方式则是向患者强调这些最简单、最基本的事宜：多用保湿剂、可的松乳膏，以防情况恶化——或许也要以预防为主，要牢牢记住皮疹具有传染性，并且要小心地对待皮肤。对有些人而言，还应该调查他们的食物过敏症，保证充足的睡眠与尽可能少的压力也是非常重要的。

肥皂的使用

不可以大量地使用肥皂清洁皮肤，以防止皮肤过于干燥。淋浴与坐浴对于很多人来说都是一种日常习惯，而对肥皂的过度使用，则会导致皮肤干燥。患有异位性湿疹的人尤其需要注意这一点，因为皮肤干燥本身就是湿疹症状的一部分。

因此，我们已经生产出性质更为温和的肥皂。传统型肥皂的酸碱值在

10 左右。如此高的酸碱值会弱化皮肤的保护性皮脂层，使皮肤干燥、瘙痒。因此，酸碱值在 6 左右的肥皂就应运而生了。这个数值与我们皮肤 4 ~ 6 的酸碱值很接近，呈弱酸性。这样的肥皂用起来通常对皮肤的刺激较小，也能够很好地保护皮肤屏障。此外，有的肥皂还特别添加了脂质，可以在清洁皮肤的同时达到软化的目的，这在各种专门的沐浴皂中十分常见。

预防异位性湿疹

俗话说，防病总比治病强。由于异位性湿疹十分常见，并且与环境密切相关，那么就是说，我们在某种程度上应该有办法进行预防。

也许我们可以通过模仿异位性湿疹变得如此普遍之前的生活习惯来预防它？有没有什么 50 年或 100 年前曾有过的习惯，我们现在应该重温？这个方法的挑战之处在于如何区分出那些正确的习惯。例如，我们要尽量避免感染几代之前曾流行过的攻击性强的病毒与细菌，而给儿童接种疫苗则不在应被摒弃的“习惯”之列。

许多人对冷、热水交替的适应，也是一个比较新的现象。我们现在洗澡的频率要比以前高很多，洗澡会清除掉皮肤表面的皮脂。就像之前说过的那样，每日为几个月大的新生儿涂抹保湿剂，有可能会降低他们罹患异位性湿疹的风险，但是这一结论的得出，仅限于那些父母或兄弟姐妹患有异位性湿疹的新生儿。到目前为止，这一发现还不足以令挪威卫生当局信服，从而推荐新生儿家长们每日适当地使用保湿剂，针对此事的一些研究尚在进行中。因此，家长们没有必要频繁地给婴幼儿洗澡。

妈妈的饮食对孩子的异位性湿疹发作有影响吗？ 2010 年，在一项发表于挪威的研究中，首先让 138 名孕妇从孕期第 36 周至产后 3 个月一直坚持饮用益生菌乳（Biola），并将所获得的数据与另一组饮用路亚益生菌（无效对照剂）的 140 名孕妇进行对比。结果显示，饮用益生菌乳的产妇所生的孩子中，21% 的孩子在 2 岁时得了异位性湿疹，而饮用无效对照剂组的这一比例则为 34%。益生菌乳中含有乳酸菌与双歧杆菌，让一名孕妇摄入如此多的菌群，此后可以通过减少环境中的细菌数量予以补偿，其他研究也同样指向这里，尽管它们目前还未能呈现明显的效果。不管怎么说，这都体现出细菌与饮食也有可能是值得考量的重要因素。

在另外一项有趣的研究中，研究人员比较了生活在卡累利阿地区的芬兰人与俄罗斯人患此病的情况。世代居住在此地的芬兰人与俄罗斯人有着遗传学上的相似性。他们居住的地方虽紧密相邻，但在生活条件与城市化水平方面存在着天壤之别。芬兰人所享受的经济繁荣在世界范围内都是首屈一指的，而与之比邻的俄罗斯人生活水平却相差甚远。这恐怕是世界上一条国境线两边国家经济条件反差最大的案例之一。而这所谓西洋病的发病率也在这二者之间出现了巨大的差异。在芬兰，花粉过敏的发病率是同区域内俄罗斯的 14 倍，哮喘的发病率是俄罗斯的 6 倍，异位性湿疹的发病率是俄罗斯的 5 倍，这又该怎么解释呢？

研究人员认为，居住在城市或西方国家的人仅仅暴露在他们专属的微生物群中，而没有得到充满多样性的自然环境的"补给"。或许是因为生活在非西方国家的孩子们普遍会直接饮用未经巴氏消毒的牛奶，又或许是因为西方国家的道路与建筑物中的柏油。

芬兰的研究人员建议我们改变现有的生活方式，以便适当地给予我们自身的免疫系统一些刺激。我们所食用、饮用、穿戴和呼吸的一切都在影响着我们，也许这也可以成为一个为自然多样性而战的理由。

第四章

青春期——腺体的开启

青春期是皮肤的卓越性能得以展露的一个时期。婴儿的皮肤干燥且洁净无味，而这样的皮肤特点会在青春期发生改变。青少年的排汗量开始增加，会散发出体味，并且皮脂腺也会扩张并变得活跃。同时还会发生很多其他的变化：新的地方长出毛发，比如腋下、前胸、腹部与面部。而这些似乎还不够，月经与精液也很快接踵而至。此外，许多青少年还会经常表现出攻击性与愤怒，以宣泄情绪。这时候的身体会给自己做标记。

　　作为年轻人，我们会把自己打造成独立的个体。身体与皮肤的状态，也就是我们的外表，会直接影响我们的个人形象。我们会将自己与他人进行比较，并且问自己：为什么我的身体和别人的不一样？为什么我的胯更宽？为什么有的人胸部或生殖器比较大，而有的人比较小？为什么有的人皮肤白皙，有的人皮肤黝黑，而且毛发的数量也存在差别？

　　在外表发生变化的同时，我们的大脑也在不断地发育，我们开始进行抽象思考。有的人会开始思考很宏大的存在性问题：我是谁？我从哪里来？我们和动物的区别是什么？我们在自然界中的位置是什么样的？为什么我们的身体，包括皮肤在内，和其他生物体如此不同？

从猿猴到人类

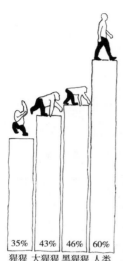

35%　43%　46%　60%
猿猩　大猩猩　黑猩猩　人类

注：人类非常适应地面上的生活并且腿部肌肉的百分比含量高于类人猿。（齐尔曼，2015年。）

如果我们把自己与我们的近亲黑猩猩、猩猩及大猩猩进行对比，就会发现，其中存在很多不同：我们的腿部更长也更强壮，而胳膊更短、更柔弱；我们是直立行走，可以跑得更远；我们可以控制自己的双手与手指做更精细的动作；我们有体积更大的大脑；我们可以交谈、可以歌唱；猿猴毛发下面的皮肤是浅浅的粉色，而我们的种族却从几百万至十万年前开始有了深色的皮肤；最后一个也是相当重要的一个区别是，我们的毛发比猿猴的要少很多。

我们和猿猴之间所有的这些不同的特性是否会相互影响、相互依存呢？较少的体毛是我们词汇量更大的原因之一吗？是我们的深肤色让我们跑得更远吗？我们的思维更清晰是因为我们的头上长着头发吗？我们不是要轻视秃头的人，但从很多方面来看，这个答案是肯定的。很多迹象表明，人类独特的皮肤是我们有别于猿猴的一个重要原因。

人类与黑猩猩在600多万年前有共同的"祖先"，但之后的发展就大相径庭了。我们人类的祖先与现在类人猿有许多相似之处，都长有毛及较小的大脑与健壮的臂膀。他们曾居住在树上，那时湿润温暖的森林覆盖着非洲大部分地区。

300万年前，气候发生了变化，随之而来的是全球变冷。这意味着，我们那时还居住在伊甸乐园般的环境里的祖先们不得不从树上下来，并开始迁居到开阔地带。后来他们的栖息地变成了晴朗、少有遮蔽且空气干燥温暖的草原。生活方式变得大不相同，这或许也给我们的祖先带来了更多的挑战。

尽管类人猿在有些时候可以靠双腿行走，但我们至今仍不确定人类是从什么时候开始完全以这种方式行动的。如果是生活在地面上而不是树上，那么用两条腿行走，确实更为便利，因此生活在开阔地带又做到了用双腿行走的人在带领族人前行方面占尽了先机。使用双腿行走，能够省下很多力气，这也使在更大范围内打猎和收集食物变得更加容易。除了植物以外，还可以吃到更多的肉，而这也正是人类的大脑逐渐变大的原因之一。

人类通过一代又一代的发展变得越来越灵活，而大脑的体积也逐渐增大。我们认为就是在这一时期，人类开始摆脱体毛，同时也长出了更多的汗腺。有一个说法是，我们失去体毛，是为了更容易调节体温。

绝大多数哺乳动物都长着毛，这其实是一个十分便利的构造。首先，也是最重要的，这层外衣可以起到与外界温度隔绝、稳定体温的作用。在寒冷的夜晚，它可以用来隔绝外界低温，而在炎热的天气里，它可以将炙热的阳光折射回去。这层外衣还可以保护皮肤不受寄生虫与微生物乃至泪水和雨水的侵害。它还是一种很好的伪装，并同时具有社交功能，使动物们能够很快地在族群内辨别出彼此。毛还可以体现个体的攻击性与恐惧感，试着想象一只愤怒或害怕的狗——这个时候，它颈部的毛一定是竖起来的。

在详细介绍关于我们如何失去大部分毛发的流行学说之前，我们必须先好好聊一聊关于调节体温的问题。我想让你了解一个近几十年来都颇受关注、现在却在很大程度上被进化论领军科学家们驳斥的学说。

水学说

英国动物学家阿利斯特·哈代爵士对海洋生物格外感兴趣。在 20 世纪 30 年代，他提出过一个观点：在进化过程中的某段时间内，我们人类曾居住在水中。这应该是人类与猿猴间存在如此之多的差异的一种可能的解释。直到 1960 年，他才大胆地将这一理论公之于世。此后，他成了牛津大学的一名教授，而他所提出的理论也受到了媒体的广泛关注。

曾经也有其他人提出过与此相似的看法。德国生物学家麦克斯·维斯滕霍夫曾于 1942 年在《人类的自然之路》一书中提出相似的观点。生活在距今约 2500 年前的希腊先哲阿那克西曼德不愿意像其他哲学家那样通过神力来解释自然现象。在他看来，雷暴是云层间的碰撞，雨水是太阳从海洋中泵出的水汽，地球是一个巨大的圆柱。此外，他还认为，最初的人类是孕育在一种巨大的鱼形生物体中，并在那种生物体破裂时出生的。

水学说主要是基于下列观点：在距今 500 万 ~ 700 万年前，人类从雨林中的树上离开，迁移到水量丰富的区域，之后失去了体毛并像许多海洋生物那样，在皮下组织中长出了一层脂肪。并且，人类开始用双腿走路，因为在浅水环境中涉水前行，用两条腿走路会比用四条腿更为容易。

在科学家们找到人类化石的区域内，他们通常也会找到鱼类化石。由此看来，海产或许曾是我们人类食物中的重要一部分。人类大脑的发育能够达到最佳水平同样依赖于奥米伽 –3 脂肪酸。能够吃到海产，或许也是人类大脑体积增大的一个重要原因。人类的繁荣兴盛离不开水，这是一个不争的事实。即使是在我们生活的年代，人们通常也会选择近水的区域生活。

但水学说在科学界遭遇了强烈的反对，因为它似乎太过简单了。如此之多的人类特点很难用进化过程中一个很短的时期进行解释。尽管有这些反对观点的存在，英国节目制作人戴维·阿滕堡还是在 2016 年为英国广播公司（BBC）制作了两档广播节目，他在节目中对水学说表示了支持，其中一档广播节目名为《水畔猿猴》。当你收听这档节目时，你会觉得其中的很多观点听起来都很有道理。或许这个学说的争论还没到散场的时候。

排汗对大脑的帮助

或许你会认为我们所居住的温暖房屋和隔绝外界严寒的衣物肯定是我们脱去毛发的原因吧？可事实是，几乎没有一名进化学家会用这些来解释人类无毛的情况。我们尚不确定人类究竟是从何时开始学会操控火种的，但有很多人认为应该是 60 万年前，而我们开始穿衣服可能只是近 4 万年才发生的事。

关于人类最终只留有极少量毛发的原因，有一个主流理论认为，这是由于排汗导致的。对于居住在温暖气候中活跃的人类而言，能够通过光裸的皮肤排汗是降低体温的最佳方法，同时还可以保持头脑清醒，一举两得。

美国人类学家妮娜·G.亚布隆斯基在她发表的数篇文章中都解释了人类是如何在物种选择的帮助下脱去了大量毛发。在几百万年以前，我们的双腿更长也更强壮，之后进化出了远途行走与奔跑的能力，即使在炎热的晴天也是如此。生理性的活动使身体变热，并存在体温过高的风险，因此，长有厚重的毛发就显得非常不便。

皮毛厚重的哺乳动物发展出了多种避免体温过高的策略。其中最重要的一种便是，在炎热的天气里许多动物仅会在体能运动上活跃短短几分钟的时间，而其他大部分时间都在阴凉下静养。狗则是通过快速、浅表的呼吸进行降温。有的动物，包括马在内，会在皮毛下出汗，但是这样的散热效果远不如无毛皮肤的排汗有效。大象的皮肤中长有浅表的血管，特别是在它们用来扇风降温的大耳朵里。此外，它们还长有用起来就像消防水带一样的长鼻子，可以抽取水或者泥浆来冲洗皮肤，以此来保持较低的体温。但我们至今仍无法理解，大象是如何在几乎没有汗腺的情况下做到在炎热的气候中生存的。

因此人类发展出了通过光裸皮肤排汗的能力。许多动物的汗腺会在毛发根部排空（顶泌汗腺），而人类几乎所有汗腺都会在毛发之间排空（外泌汗腺），在没有毛发生长的皮肤区域更是如此。如果汗液是在光裸的皮肤上转化为水蒸气，而不是在毛发密集处蒸发，就会更便于调节体温。会出汗的毛皮动物需要大量的体液储备，因此它们需要更频繁地饮水。

与猿猴相比，人类的汗腺更易于对热做出反应。手掌、面部与腋下的排汗会随着压力的增大而增加，但遍布全身的汗腺则只会对较高的体温做出反应。当体温升高，人们只有两种主要的散热方式。内脏的血液会被引导到皮肤中，从而通过外部的空气给血液降温。在外部温度低于37℃体温的环境中，这种方式非常有效。而调节体温的下一步就是排汗。当水分停

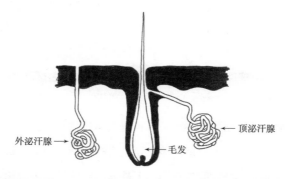

注：有两种不同的汗腺，人类身体上最常见的是外泌汗腺，顶泌汗腺也存在于人类身体上，但在其他哺乳动物身上更为常见。

留在皮肤上时，身体的热度会帮助把这些水分转化为水蒸气，此时，皮肤与血液中的温度就会有所降低。

　　我们之中那些曾在纽约度过炎热夏天的人都知道，闷热的天气会让人非常不舒服，会让我们比平时出更多的汗。如果夏天空气中的湿度很高，人体就更容易发生体温过高的情况。因为空气中已经有了大量的水分，把这些水分转化成水蒸气就比较困难，因此使身体降温也就更加困难。

　　人类全身长有 200 万 ~ 500 万个汗腺，与其他哺乳动物相比算是超乎寻常的多。实际上，一个成年人每天最多可以产生 10 升汗液，平均到每个小时，可以排出的热量约合 1200 大卡。人调节体温的能力如此之高，以至于在炎热的天气里，我们可以在长跑中赢过马匹。长跑开始时，马会比人跑得快，但之后它们就不能像人一样坚持到终点了。

　　人类可以把自己独特的体温调节能力用来狩猎。在我们生活的这个年代，居住在南非卡拉哈里沙漠中的人就是其中最知名的案例。但是我们认为这种能力的应用，在人类历史的长河中算得上是一种常规操作。在这种类型的狩猎中，人类会在正午时分对羚羊进行数个小时的猎捕。这样的话，羚羊就没有任何在阴凉中喘息的机会。当猎物精疲力竭时，猎人便可以轻而易举地用长矛将之猎杀。

　　尽管最早的人类大脑体积与黑猩猩无二，约为 0.4 升，但我们现在大脑达到了 1.3 升左右。人类在所有动物界中有着与体型相比最大的大脑。毫无疑问，有许多可以对大脑发育构成重要影响的因素，而人类通过出汗从而保持大脑恒温的能力也是众多因素之一。光裸的、能够排汗的皮肤帮助我们拥有了一个较大的大脑，同时也给了我们发展语言、抽象思维及精细的手部与手指运动的机会。无论是作为一个个体还是一个物种，我们都是被微调过的"机器"。

坦率地讲，我们通过光裸皮肤排汗的独特能力，也是莫扎特能够作曲、伦布朗能够作画的诸多先决条件之一。

头上的毛发

大脑活动对人类至关重要，这也是为什么大脑能够始终保持良好运转是十分重要的。如果头顶温度过高，我们就无法正常思考。最坏的一种情况就是，我们会因此中暑并导致昏迷。尽管我们失去了大量的体毛，却保留了头部的绝大部分毛发。为什么会这样呢？

对于这件事的解释可以是，头皮上的毛发之于人类的作用，就如同毛皮之于动物。头发在炎热的环境中可以将热量拒之在外，而在寒冷的环境中又能够阻止体内的热量散发出去。毛发可以帮助那些对温度变化最敏感的器官保持稳定的温度。在炎热的天气里，头发会防止皮肤内部变得和外部环境一样热，这是因为头发和头皮之间会形成一个气流屏障，以供汗液进行蒸发。这样的机制会让人想起传统的贝都因人。他们居住在沙漠中，并且身穿通风透气的黑色衣物。此外，头发还能保护头皮不被紫外线晒伤。大脑的温度能够保持恒定，这是因为皮肤可以优雅地为血液降温，从而也为大脑降温。

如果只是这样的话，头上长有头发这件事可能也没那么重要。对于脱发量很大的男性而言，他们的毛囊似乎对血液中的睾丸素更为敏感，而这样的男性同时还显露出对生殖器中的睾丸素较为敏感的特点。因此，人们可以认为，在几代人中发量较少的男性性能力比其他男性略胜一筹。在头发与性能力的抉择中，进化"选择"了站在性的一边。因此，延续基因比拥有聪明才智来得更重要，有许多例子证明了此事。

我们没有头发也能过得很好，但头发的存在也有它的好处。在晴空万里的日子里，许多在烈日炎炎下裸晒的男士通常都会在头上放一些遮蔽阳光的东西，只是为了更舒服些而已。

皮肤最初的"黑化"

在失去毛发的同时，人类光裸的皮肤也开始直接暴露在阳光下了。由于几百万年前，毛皮外衣下的皮肤都是浅色的，人类不得不逐渐加深肤色，以保护自己不受强烈的紫外线侵害。科学家认为，人类的肤色是在 100 万～ 200 万年前加深的。直到一些人在不到 10 万年前迁出非洲大陆，在那之前人的皮肤都是黝黑的。

许多学说都在试图解释皮肤的"黑化"史。毛皮意味着湿气会包裹着皮肤。当人类失去大量的体毛时，皮肤不仅更多地暴露在阳光下，还同时暴露在干燥的空气中。这继而使皮肤变得更为脆弱，无法抵抗小伤与感染带来的伤害。含有色素的深色皮肤会刺激皮下脂肪的增加，并对皮肤表面的酸碱值产生影响，使得皮表呈弱酸性。这也会导致皮肤细菌的滋生。而皮肤中的色素也有助于使皮肤变得强大，并且具有较好的抵抗力。

强烈的紫外线会破坏皮肤结构，还可能造成晒伤及最终的皮肤癌。但我们获得更深的肤色是为了避免罹患皮肤癌吗？不，因为这是不可能的。通常来说，我们要数十年如一日地晒太阳才会患上皮肤癌。在年轻的成年人中，比如当大部分人刚有孩子时，这时皮肤癌的发病率是很低的，所以这不会对进化过程中的自然选择构成严重的影响。另一个解释就是，肤色变深是为了避免我们被晒伤。被晒伤是很不舒服的，并且会对皮肤屏障造成破坏，以至于人体产生体液流失，也更容易发生病菌感染。但大多数人并不认为防晒伤是最重要的事。

目前呼声最高的是叶酸理论。这个理论认为，与深色皮肤相比，紫外线更容易分解浅色皮肤中的叶酸（维生素 B_9）。实际上，有许多研究表明接受日光浴会导致叶酸缺乏。当我们失去毛皮外衣时，皮肤需要通过加深颜色来留住体内的叶酸——人体中的许多运作过程都需要叶酸的参与。如果有患者因为贫血来找我，我会要求提取他的血样用以检测其体内的叶酸水平。叶酸的缺乏不仅会导致贫血，还会导致其他问题，例如生育能力降低，无论是男性还是女性。此外，孕妇的叶酸水平低，也会导致胎儿的神经系统先天畸形，尤其是脊柱裂。人类脱去毛发后，或许是通过加深肤色的方式，来维持这一重要的维生素在体内的水平。

紫外线可以通过多种方式对我们造成伤害，甚至连光线强度的变化都会对我们有所影响。太阳的照射强度大约以每 11 年为一个周期，曾于 1958 年 3 月、1968 年 11 月和 1979 年 12 月达到过峰值。美国披露的调查数据显示，在上述三年的强光期中孕育、出生的儿童平均寿命比其他同年代不同年份出生的儿童短 1.7 年。挪威也开展过与此相似的研究。来自特隆赫姆的研究人员查看了 1676—1878 年出生在斯默拉和索克尼达的 8600 多个新生儿案例。这些案例来源于挪威教堂的记录，由于涉及人们的洗礼与葬礼仪式，被视为十分可靠的数据来源。上述数据表明，在太阳光线强度最高时期出生的人寿命较短，比光线强度较低时出生的人短了整整 5.2 年。这些发现令人感到震惊，因为太阳光线强度的变化并不明显，我们很难想象，它竟会产生如此巨大的生物学影响。不管怎么说，这也是一项有趣的研究，因为对此有一种可能的解释：更强烈的太阳光线会影响孕妇体内产生叶酸，因而可能对胎儿发育及寿命产生负面的影响。

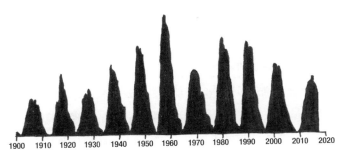

注：1900 年至今的太阳光线强度变化。

皮肤调色板

　　世界上不同地方的人，皮肤颜色的深度存在很大的差异。如今，这一观点已经不能算是放之四海皆准了，因为我们中的很多人已经迁出了自己祖先曾生活过的区域。直到几千年前，还会有人认为我们在很大程度上是受地域限制的。在近 400 年里，人们迁居十分频繁，比如从英国搬去澳大利亚，从非洲搬去美国。这样的搬迁会造成健康方面的隐患，像我这样的皮肤科医生能举出的最明显的例子就是，澳大利亚白人超高的皮肤癌患病率。

　　我们的肤色取决于我们祖先曾经生活过的区域的日光强烈程度。据估计，人们达到适合他们居住环境的色素沉着的最佳值需要 1 万 ~ 2 万年。邻近赤道的区域太阳光线最强，所以在该地区生活的人肤色也最深。此外，海拔较高的区域太阳光线也相对更强烈。

　　对维生素 D 的需求是人类形成不同肤色的主要原因。人体内许多运化流程都需要维生素 D 的参与，最知名的就是它对骨骼发育的影响。19 世纪，缺乏维生素 D 的情况十分普遍并导致英国病，也就是佝偻病的流行。这种病会使人体的骨骼变得十分脆弱。佝偻病在英国工业城市的儿童中格外常见。这很可能是由大量的室内童工、无营养的饮食，以及阻隔阳光照射地面的工业污染共同导致的。待在室内时间过长的人和患病的儿童需要摄取维生素 D 补充剂，例如鱼肝油，才能够病愈。如今，人们都会探讨维生素 D 对人体健康是多么的重要，以及体内维生素 D 的合理含量。一些研究人员认为，维生素 D 的补充可能会在一定程度上预防癌症及某些自身免疫系统疾病。

据估计，第一批现代人类的人口迁移发生在 65000 年前，他们离开非洲迁往亚洲和欧洲。45000 年前，迁居的人类抵达黑海附近的区域，并进一步进入欧洲。20000 年前，他们又到达了北欧。13000 ~ 16500 年前，美洲开始出现人口，那里土著人口的色素沉着变化程度低于亚洲和欧洲的人口。美洲人口的色素沉着变化较小，是因为人类在该大陆上仅生活了很短的时间，这段时间不足以使他们的色素沉着水平达到符合各纬度环境的最佳数值。

第一批迁出非洲的人肤色逐渐变浅，仅从能够由此获得足够高含量的维生素 D 这一点来说，就是一个十分有利的变化。由于之后的农业革命使人们的饮食结构逐渐植物化，肤色变化就显得更为重要。基于肉类的饮食含有更多的维生素 D，因此，很有可能浅色的皮肤、头发和蓝色眼睛的普遍化仅发生在距今不到 10000 年前的农业技术崛起之后。

多肉饮食中富含维生素 D 很有可能是人类能够在阳光匮乏且离海很远的北极地区存活下来的原因。萨米人以驯鹿为主的饮食中含有维生素 D，这是因为驯鹿在进食时会获取一些维生素 D。传统的萨米族饮食还会包含鱼类，这也是获取维生素 D 的来源之一。

格陵兰岛的原住民因纽特人的皮肤，不像大家想象中的高纬度居民那般，他们并不白皙，其原因是他们所食用的传统食物中鱼和海洋哺乳动物的体内富含维生素 D。此外，肤色较深对他们是有好处的，因为他们的皮肤会长期暴露在雪地、冰与水所折射的紫外线中。还有一点，格陵兰岛上的原住民很可能只在这片区域内生活了几千年，如此短的时间不足以让他们根据这里的光线量调整到最理想的皮肤色素水平。

秋冬季节，体内维生素 D 的存量会有所降低。在世界上阳光匮乏的地区，皮肤中绝大部分的维生素 D 仅能在夏季产生，因为它的产生取决于阳光中的 UV–B（紫外线 B 射线）。当肤色较浅的时候，产生维生素 D 所需的阳光也较少，因此一年中你能够产生维生素 D 的时间段也就相对较长。女性、儿童与青少年可能对维生素 D 有着更高的需求，因为其肤色通常比成年男性浅。

处在某一地域的人色素沉淀水平已经在对叶酸与维生素 D 的需求之间，找到了一个如同被精准调校过的平衡。

区别对待

许多人因为自己的肤色而遭受歧视。通过外表对人进行分类，是我们人类历史中最为肤浅的一部分。种族主义存在很多根源，这些根源也来自科学与哲学。种族主义者的思想曾经受到启蒙思想家的关注，例如，哲学家伊曼努尔·康德及作家伏尔泰。

"蓝血"这个名词的来源与肤色和歧视有关。在我们生活的时代，我们用蓝血这个词来形容皇室成员，但它原本是用来称呼西班牙贵族。他们的肤色要比非洲摩尔人浅一些。皮肤白皙的人很容易透过自己的皮肤看到下面的血管。你所看到的血管通常呈蓝色，因为处于人体浅表处的大血管都是静脉。静脉中的血液含氧量较低，所以它的颜色会比你割破手指时看到的富含氧气的红色血液要深一些。

皮肤科医生不会谈论人种的问题，但是会根据一个人被晒伤或晒黑的难易程度讨论他的费茨帕特里克皮肤类型。这种划分方法得名于在波士顿的哈佛医学院任职多年的皮肤医学系主任、皮肤科专家托马斯·B. 费茨帕特里克。

第一类是肤色最浅的，总是被晒伤但从不会被晒黑；第二类是肤色略深并且常被晒伤，但只是部分会被晒黑；第三类会被轻度晒伤并晒黑；第四类是极少被晒伤但会轻微被晒黑；第五类是几乎从不会被晒伤但很快会被晒黑；第六类是从不被晒伤但皮肤黝黑。本节的内容对于在牛皮癣与湿疹等皮肤疾病的光疗中，分别应调试出多强的紫外线非常重要。

在一次医学院的教学评估环节中，有一名学生问我们：为什么不教授更多与深肤色人群的皮肤病相关的知识？那么，深肤色的人会罹患和肤色较浅的人不同类型的皮肤病吗？

答案几乎是否定的。有些疾病更常见于浅肤色的人群，特别是有炎症的皮肤区域，比如皮肤发红等。还有一些疾病则在深肤色的人群中更为常见，尤其是那些皮肤失去色素的皮肤病。肤色较深的人更不容易罹患皮肤癌，然而具有非洲裔种族背景的人会相对较多地出现产生重大伤疤与一些头皮疾病的倾向。肤色深的人在患皮肤炎症后，患处很容易留下深色的斑点。

我不得不赞同那名学生的提议，我们应该在教学中加入更多与肤色相关的话题。现在，我们会在教学中以特设讲座的形式来开展此类话题。

歧视与种族主义的讨论可以变得极为严肃，而有时候，这些话题则不会进行得那么深入。我认为，当人们想到与爱相关的内容，很多人就会变成色盲，他们的想法肯定只与皮肤有关，而与肤色无关。与此相关的体验可以发生在青春期乃至童年。处于那个时期的人，通常很少存在仇外情绪，他们对于肤色的态度还没有被成年人"染指"。

青春期与皮肤

在童年时期，人体内的激素生成会逐渐发生微小的改变。长到 6 岁时，小男孩和小女孩体内的睾丸素水平都会开始缓慢上升。睾丸素产生于肾上腺，这很可能是一些孩子在 7 岁左右会长高很多的原因。有的孩子会产生明显的体味，并且他们的生殖器周围可能开始长出毛发。

在青春期，卵巢与睾丸中的性激素会增加。对女孩而言，青春期来临的第一个标志就是乳头变大，这一现象会典型发生在她们9 ~ 10岁。然后，她们的腹部会长出毛发，胸部会进一步发育并且开始初具女性的身形。有一半的女孩会在 13.5 岁前迎来她们的月经初潮。

而对于男孩而言，青春期开始的标志是睾丸的增大，随之而来的是阴茎周围开始长出毛发，然后身形变高大，肌肉变得更为发达。男孩的身体会长有更多的毛发，并最终长到面部。男孩的青春期通常比同龄的女孩晚 1 ~ 2 年。在青春期，皮脂腺的活跃度也会增加，这会使皮肤泛出油光。几乎所有的青少年都会长痤疮，也就是青春痘。一些人还可能患脂溢性皮炎，导致头皮产生大量的头皮屑，并伴有瘙痒。腋窝和腹股沟处的汗味也会有所增加。

皮脂腺是什么

除了手掌和足底，我们的全身都长有皮脂腺。而面部、头皮、背部顶端与胸部的皮脂腺分布密度，是身体其他部位的 9 倍之多。

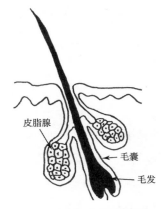

皮脂腺

毛囊

毛发

注：皮脂腺几乎总是紧邻着毛发。

毛囊与皮脂腺紧密相邻。皮脂腺会在皮肤表面的通道中排空，而这也是毛发所在的位置。因此，皮脂与毛发会从同一个小开口中冒出来。在个别敏感、无毛的地方，例如嘴唇、乳头周围、阴茎与阴唇上，皮脂腺会有专属于它们自己的通道。耳道中的皮脂腺会分泌耳垢。

皮脂腺在青春期末期会变大，并且生成的皮脂量是儿童时期的 5 倍。到了成年期，皮脂的生成量会稳定下来。在女性到达绝经期及男性到达 60 ~ 70 岁时，皮脂量会逐渐降低。皮脂俗称脂油，皮脂是医学上用的术语，它是一种黄色、坚韧的油状液体，主要由水和各种脂肪构成。

我们为什么要长皮脂腺

与其他动物相比，人类与猿猴身上的皮脂腺算是比较少的。皮脂腺对动物产生用于相互交流的气味十分重要。对人类而言，位于手臂和其他皮肤褶皱下的汗腺会比皮脂腺贡献更多的体味。

因为人体内的皮脂腺实在是太少了，所以人们一直在讨论它们的作用到底是什么。有的人认为它们对人体并没有什么实际作用，但是大部分人还是觉得它们会对皮肤和头发起到一定的保护作用。我在此解释一下。

皮肤表面的保护性脂肪同时来自皮脂腺和表皮细胞。皮脂对皮肤屏障起到了维护作用，例如防止水分从皮肤中流失。脂肪与水就像狗和猫，它们并不喜欢彼此。皮脂可以帮助皮肤和头发对抗雨水，皮肤表面也会变得更为光滑，因此我们的皮肤就不会轻易被划伤。

　　就像之前说过的，出汗对身体降温十分重要。皮脂和汗水的组合能够在皮肤表面形成一层保湿膜，使得水分难以从皮肤中流失。我们流的每一滴汗都肩负着重大的使命：每一滴滴落在地面上的汗水都是在为体温调节做贡献。

　　在某种程度上，皮脂腺也是免疫系统的一部分。它分泌的皮脂可以有效地抑制皮肤表面真菌与细菌的滋生。与青少年和成年人相比，儿童面部的水痘和头皮上的真菌感染程度会比较轻，其原因很可能是儿童的皮脂生成量很低。而对于青少年和成年人来说，他们足部的皮脂生成量较低，而这恰恰也是很多人容易发生真菌感染的部位。

　　顺便说一下，真菌感染常见于运动员们的第四与第五脚趾之间，感染后那里的皮肤会变得发红、剥落、脆裂。足部的真菌感染很好治疗，只需在患处涂抹抗真菌乳膏。此外，还可以通过保持足部干燥来预防真菌感染。

　　皮脂内含有维生素 E，具有抗氧化的功能，因此可以预防紫外线对皮肤的伤害。有些研究表明，痤疮患者的皮肤癌患病率相对更低，这可能是因为皮脂会在皮肤表层起到一些微弱的防晒作用。

　　皮脂腺主要分布在人头部的原因，很可能是皮脂可以起到保护皮肤与头发不受水、摩擦及紫外线的伤害，而对头部的保护对人体是最为重要的。人的头部吹到的风也最多。

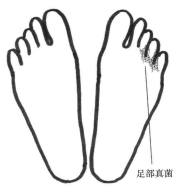

足部真菌

注：足部真菌常见于小脚趾之间。

痤疮是什么

痤疮是世界上最常见的疾病之一。据估计，在任何时候，痤疮都会影响到 6.5 亿人。想一想，你的身边有多少人每天都为自己的黑头、青春痘、脓包、伤疤和脸上的其他变化而烦恼忧虑？并且其中绝大部分都是年轻人。痤疮是一种会对个人形象、自尊心及心情造成负面影响的疾病，它有时候还会使一些年轻人感到沮丧压抑。所以，痤疮无小事！

我接下来会详细地讲述一下与痤疮有关的情况，因为它实在太过常见，并且我自己也围绕此疾病展开了很多研究。

痤疮最开始会出现在皮脂腺中。长有痤疮的人，我们会发现他们的皮肤上有堵塞的毛孔，也叫做粉刺或黑头。他们通常是白色发黄或黑色。此外，皮肤上还会有青春痘，就是那些小小的、含有黄色脓包的红色结节。最糟糕的情况是，我们会长出很大的、被脓液充满的空腔，最终会留下瘢痕。许多痤疮患者都有所谓"不洁皮肤"，比如长着黑头和粉刺的、泛着油光的皮肤。不洁皮肤所表达的意思是覆有小的遮盖物，而并非是说皮肤不干净。甚至连干性皮肤的人也可能患有痤疮。

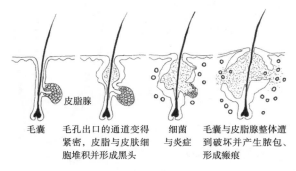

毛囊	毛孔出口的通道变得紧密，皮脂与皮肤细胞堆积并形成黑头	细菌与炎症	毛囊与皮脂腺整体遭到破坏并产生脓包、形成瘢痕

注：痤疮的发展过程。

在西方国家，据估计约有 85% 的人一生中长过痤疮。痤疮的出现始于青春期，集中爆发的时间通常是女孩的 16 ~ 17 岁，男孩的 18 ~ 19 岁。但是成年人也有可能长痤疮。研究表明，约有 1/10 的男性、1/3 的女性，在 40 岁以后依然会长痤疮。所有国家的人皮肤上都会出现痤疮，但是在具有欧洲和拉丁美洲背景的人中最为常见，在亚洲人与非洲人之中则相对少见。

在一些仍然以传统生活方式为主的文化中，例如巴布亚新几内亚、巴拉圭，痤疮十分少见。而对于生活在格陵兰岛的因纽特人，在引进西方的生活方式之前，痤疮也一定是相对少见的。因此，一些研究人员就很好奇，猜测痤疮会不会是由饮食或环境中的某些东西引起的。

目前，我们尚且对痤疮这个词本身的意思有些不确定，但是它一定源于希腊语词汇 acme，意思是尖端或高潮，估计是因为这种疾病通常发生在青春期各项体征最旺盛的时候。我们认为最早使用痤疮这个词的人，应该是公元 600 年前后居住在君士坦丁堡的希腊医生阿厄缇尤斯·阿米德努斯。

直到 19 世纪，这种疾病才得到较为全面的检查，医生们也终于对痤疮的本质有所理解。在前所未有的显微镜的帮助下，医生们得以对腺体底部的皮脂进行更多的探查——看起来就是出口的通道被堵塞了。有一个说法认为，痤疮是由毛发体量与皮脂生成之间的失衡导致的。医生们认为，毛发应该有一种排干功能，因而当毛发变得稀疏或脱落时，皮脂也会残留在皮肤下面。在许多年轻人那长有茂盛秀发的头皮中，皮脂很容易通过普通导管排出。尽管头皮中长有许多皮脂腺，却极少会长痤疮。顺便提一下，例如狗和猫这种毛茸茸的动物也会长痤疮，但大多会长在下巴这种毛发稀少的地方。

青少年面部的毛发较少。在青春期期间，皮脂分泌增加，但是要等到毛发与胡须的生长还需要一段时间。简而言之，皮肤泛油发生在皮肤长毛发之前。因此，这个理论就是说，皮脂腺需要强韧浓密的毛发才能够正常地发挥作用。当男孩子们长出胡子以后，他们的痤疮就会减少。

这个理论有时候是非常符合实际的。我们可以看到，毛发浓密的男生极少长痤疮，尤其是嘴唇上面的区域。无论怎样，这种情况一定还有其他解释。为什么尽管大部分女孩脸上不会长胡子，但过几年也能很快摆脱痤疮？为什么有的男生和成年男性满脸胡须，也依然要和痤疮打交道？

较高的皮脂分泌量是首要因素。每个人的皮脂分泌量都不尽相同，因为它会受性激素水平的影响，主要是睾丸素，无论是男孩还是女孩。因此，当青春期的激素水平上升时，皮脂分泌量也会随之上升。妊娠或用药会提升肌肉质量，也就是合成代谢类固醇，这会增加罹患痤疮的风险。在青春期到来前去除掉睾丸的男性，他们的睾丸素水平非常低，而阉人是不会长痤疮的。

能够影响皮脂分泌的不仅仅是激素，还可能是腺体受到了其周围神经的刺激。因此，有压力或患有精神疾病也会导致皮脂分泌的增加。我们已逐步获得证据，证明食物中的物质可以激发皮脂分泌，例如游离脂肪酸、胆固醇，尤其是糖。有些研究人员还认为，在过敏反应中起到重要作用的组胺，以及大麻样物质也会对皮脂分泌构成影响。一些研究表明，吸食大麻有可能会使痤疮加剧。

造成痤疮的另外一个重要因素，就是皮肤的出口通道变得较为狭窄，这是由表皮细胞过多形成导致的。表皮增厚，并且上面的皮脂会像一层胶水一样把已经死亡的表皮细胞粘在一起。这会在通道间形成很多阻碍，从而导致黑头，乃至痤疮。

黑头这个名字来自人们之前的一种认知：皮肤里真的会有斑点或虫

子。最终真相大白，黑头的形成只不过是皮肤的出口通道被皮脂和死亡的皮肤细胞填满了。众所周知，黑头是可以挤出来的，你会看到一条细长的蛇形物质从皮肤中钻出来。或许你是那些喜欢在网上搜索"爆痘"视频的人中的一个。搜索结果中，你会看到无数的脓液和黑头被从皮肤中挤出来的视频。我可以向你保证，对此感兴趣的绝不只有你一个人。医生桑德拉·李，也就是在网络上被称为挤痘医生的那位，在 Youtube 视频网站上有 350 万粉丝。为什么世界上居然有这么多人喜欢看这种东西？我不知道，但要问我的话，我宁可去看恐怖片。看恐怖片会让人感到既恶心又兴奋，并会让你的肾上腺素飙升，而且过程中你想闭眼就可以闭眼。

导致痤疮的第三个重要因素就是细菌，特别是一种名为"痤疮丙酸杆菌"的细菌。19 世纪 70 年代，当科学家发现这种细菌时，医生们也在皮肤上的痤疮中发现了它。他们当时很自然地认为，这就是导致痤疮的原因。这一理论在 20 世纪初时被否定了，因为研究人员发现没有痤疮生长的皮肤区域也存在同样的细菌。此后，另一个转折点发生在 1950 年左右，那时人们意识到抗生素特别是四环素，可以用于痤疮治疗。细菌并不是导致痤疮的唯一原因，但是在与其他因素相结合的方面扮演了重要角色。抗生素，特别是四环素片剂，现在仍被视为治疗痤疮的一种方案，它会在缓解炎症的同时对细菌构成影响。正常情况下，抗生素的使用不得一次性长于三个月。

上述三个因素会共同导致皮脂腺周边的皮肤炎症。发炎的皮肤会变红，是因为有更多的血液汇集在那里。然后，血液中的白细胞会流向皮脂腺与毛囊附近的区域。很快，众多的白细胞就会导致皮肤中脓液的形成。如果整个腺体都被分解，免疫系统就会对皮脂与毛发做出反应，因此炎症症状就会进一步加剧。最糟糕的情况便是，若干个小粉刺联结在一起，在皮下形成一个脓液、血液与体液相混合的腔囊。

食物与痤疮

关于食物与痤疮的讨论旷日持久。1853 年，英国医生乔纳森·格林建议大家戒饮酒精、咖啡，采取清淡饮食的规律生活作为对痤疮的治疗。此外，他还特别强调了对消化系统保持"敬畏关怀"的重要性。

直到 1960 年，饮食建议才成为治疗痤疮的标准。医生建议患者避免摄入过多的碳水化合物，特别是糖。医学教科书对巧克力、脂肪、甜食、糖果及碳酸饮料的摄入进行了警告。

这些建议在两次研究中均无法成功证明食物在与痤疮关联后发生了改变。第一次研究开始于 1969 年，它证明了巧克力不会引发痤疮——食用仿制巧克力的参与者长了同等数量的痤疮。而在开始于 1971 年的一个相似的研究中，研究人员还对花生与可乐进行了测试，但并没有发现它们能够加剧痤疮。这些研究结果直接被皮肤科医生借鉴过来，如今我们会宣告食物并非引起痤疮的原因。

回想起来，有人会认为这两次研究各有不足之处：实验均只持续了几周的时间，并且仿制的巧克力中同样含有脂肪酸和卡路里，理论上这些也足以导致痤疮的形成。在此后的几十年里，患者们，特别是他们的家长们，都认为不健康的饮食是导致痤疮的原因，医生们却变得越来越确定这样的关联并不存在。我还记得在 20 世纪 90 年代，当我还是个医学生的时候，大课教授就十分笃定地告诉我们，饮食与痤疮之间是没有关联的。

上面提到的这两个研究结果是皮肤科医生曾用过的解释，但皮肤科医生或许也是在缓解年轻人在饮食上的罪恶感吧。一直以来的经验告诉我们，光靠饮食方面的改变是不够的。医生们也见过对无法良好地控制饮食而感到绝望的年轻人。另一方面，有的人会不会觉得一些家长是在把痤疮当作要求儿女采取健康饮食的理论依据？因为家长们抱怨青少年的饮食习惯也算是一种常态。

近几年，看待饮食与痤疮关联的观点变得越来越微妙了。尽管目前仍没有确凿的科学依据可以证实，饮食不当是引发痤疮的重要原因。在过去的 15 年间，一些已经得以发表的研究显示，食用大量的牛奶与糖、极少的蔬菜，有可能引发或加剧痤疮。在一项研究中，43 名患有痤疮的男孩分别摄入了碳水化合物含量较高或较低的饮食，而那些摄入低碳水饮食的男孩的痤疮加剧程度十分轻微。此项研究的规模较小并且耗时短，尚不足以为建议年轻人改变饮食结构提供理论支持。但是，低糖饮食有助于抑制痤疮存在一定的理论依据，因为糖会提升生长激素水平，而生长激素又会转而引发痤疮。

人口调查显示，极少饮用牛奶或大量食用蔬菜的人长的痤疮较少。这些调查结果是基于对数百人的饮食与痤疮的问询或记录而得出的。这样的研究很有趣，却不足以证实其中的偶然关联，其中的关联可能是巧合性的。但是牛奶中含有促进生长与增加皮脂分泌的类激素物质。理论上，我们可以因此推断，牛奶可能引发痤疮。

我曾经接诊过一名 16 岁的痤疮患者。咨询的过程一如平常，然后我给了他一种乳膏，让他在此后的三个月内连续使用。在对话快结束时，我才知道他此前每天都会喝掉一升牛奶。他很喜欢喝牛奶，所以把它当作解渴的饮料来喝。我让他在之后的一段时间内把每日牛奶的饮用量减少到每天两杯，看看这样会不会对皮肤的情况有所帮助。当他三个月后来复诊时，他恢复得非常好，比我预想他使用那种乳膏后的疗效还要好得多。这或许是他减少了牛奶饮用量的原因。我认为，对于长有大量痤疮的青少年来说，轻微地调整一下饮食结构是很有好处的，特别是因为这极有可能是向健康饮食做出的一种改变。

痤疮的治疗

仅仅改变饮食结构对摆脱痤疮而言，是远远不够的。幸运的是，近几十年来已经有了一些治疗痤疮的方法，之后几年里还将发现更多。由于这个市场巨大，有很多为之开展的研究项目，找寻有效的新疗法的竞争也十分激烈。就在我写这一节的当天，就有 495 项正在针对痤疮治疗而开展的研究。

对治疗痤疮起到支柱作用的是含有维生素 A 的面霜，比如含有维甲酸和阿达帕林的处方面霜。这种面霜能使毛孔打开，因而减少黑头的数量，并长远地达到治疗痤疮的目的。此外，这种面霜还可以减少细菌的滋生。这种面霜常年使用也很安全，这点非常好，因为痤疮本身就是一种长期的疾患。但这种面霜也有其弊端：会对皮肤造成刺激，可能导致皮肤发红、干燥、脱皮并有刺痛感。妊娠期的妇女不得使用维生素 A 酸乳膏。

我几乎每周都会接诊到用过这种面霜的年轻人，但是由于刚开始用几天，面霜的副作用就会显现，他们对此表示很失望。因此，我会指导他们在一开始使用这些面霜时小心一些。我会根据患者的皮肤类型稍稍调整我的建议，但是标准的用法是前两周每隔一天使用一次，等皮肤适应以后再每天使用。使用该面霜前要做好全脸的保湿工作，而不是只在零星的几点上涂抹润肤露。你也可以把这种面霜当作一种预防疗法。预防需要耐心，在看到全部的效果前，你可能要花上好几个月。这种面霜还有一种让年长的患者十分满意的良性副作用：它可以在一定程度上减少皱纹形成。因此，维生素 A 酸乳膏也会被用于美容治疗。

　　还有很多其他类型的面霜可以用于痤疮的治疗，这些面霜可能含有水杨酸、果酸、壬二酸、过氧化卞基或克林霉素。有些面霜是非处方药，还有一些会添加维生素 A 来增强疗效。这些物质通常对皮肤的刺激较少，但是所有可以有效治疗痤疮的药物都会或多或少地对皮肤形成刺激。大部分面霜都可以与四环素片剂相组合，同时使用的疗效会更好，也更快。对背部和胸部痤疮最简单的治疗方法就是使用一种含有过氧化苯甲酰的沐浴液，它会通过打开黑头通道、抑制细菌滋生来发挥疗效。但是此洗液中含有漂白成分，所以你需要确定你的衣物、床品和眉毛不会因为使用它而褪色。你可以在药店直接买到这种洗液，无需处方。

　　那么民间的偏方有没有效呢？牙膏可以用来治疗痤疮吗？或许……会有一点儿效果吧。牙膏中含有抑制细菌的成分，但是牙膏很有可能造成毛孔堵塞。只要市面上还有其他治疗痤疮的非处方产品，我想不出任何原因推荐患者使用牙膏。

　　那么，日光浴呢？答案也是否定的，这主要是因为年轻时皮肤受到大量的日光照射会增加日后罹患皮肤癌的风险，而且过多的日晒会让你长更多的皱纹。有些人晒日光浴后，痤疮症状会有所减轻，因为日光会削弱皮肤中的免疫系统，这就是有些人觉得夏天痤疮会有所改善的原因。而有的人晒日光浴后，痤疮症状会加剧，因为紫外线很容易将皮肤晒伤，使皮肤最外层的部分有些肿胀，从而给毛孔带来压力并引发痤疮。

　　这种情况发生在脸部时，特别是在结合了很黏稠的防晒霜以后，被称为"马洛卡痤疮"。这是由丹麦皮肤科专家在包租旅行成为常态后提出的一个名词。

　　还有一些值得一提的小建议：请让你的手和头发离脸远一点，这样你的面部皮肤就不会变得更油了。通常来说，人们应该避免挤痘，但也有两种情况是例外的。如果你患有黑头，你自己或者可以请皮肤科医生来轻柔地挤压并清洁患处皮肤。如果你长了一个充满脓液的、紧绷的粉刺，可以将一根针在火焰上进行消毒，刺破脓痘表面并轻柔地挤出脓液，之后再在上面涂抹创伤药膏。频繁地挤痘会给面部皮肤留下瘢痕，所以我在此不做推荐。

　　在现实生活中，有许多30 ～ 40岁的女性也会因为痤疮问题去皮肤科求诊。或许她们的痤疮并不严重，但是她们已经为此烦恼了很多年并且疲于应对痤疮的经常爆发。当接诊此类患者时，我必须先确认她患的是痤疮还是酒渣鼻——酒渣鼻是另一种皮脂腺疾病，通常体现在面部中央区域，它们的典型特点是皮肤发红、有刺痛感并且有微小的红血丝。治疗方法可能是相同的，但是有其他用来治疗酒渣鼻的乳膏，要比治疗痤疮的药物更有效。对于这类女性的痤疮治疗，有时候可以联系妇科医生开一些激素制剂，会有较好的疗效。

　　为痤疮患者选对护肤产品对其痤疮治疗会很有帮助。他们用的护肤产品不可以过于黏腻，可以在清洁皮肤后使用含有水杨酸的爽肤水。找到不会使痤疮状况加剧的化妆品也是一个很好的主意。

　　防晒在痤疮治疗中也占据了一席之地。痤疮会在皮肤上留下棕色的印记，特别是对肤色较深的人而言。这些不是瘢痕，而是一种由于色素沉积增加而形成的暂时的"痕迹"，可以通过使用防晒产品来防止此类棕斑的形成。随着时间推移，这些痕迹会逐渐淡化。皮肤科医生还可能推荐患者使用美白面霜来应对这些瑕疵。

　　幸运的是，现在有很多可供选择的治疗方法，那些为痤疮担忧的青少年很容易得到帮助。

"快速疗法"——异维甲酸

我曾在一家私人诊所里接诊了一名 16 岁的女孩。针对痤疮，她在过去的两年里尝试了"所有方法"：她最开始用了一些美容产品，后来在全科医生的建议下开始使用面霜、服用片剂，现在她真的很想接受皮肤的激光治疗。当她卸去厚重的妆容时，我立刻就看到了她的脸上长了很多痘，并且有很深的瘢痕，她绝对需要使用有效的药物。我不得不告诉她，现在并不是采用激光治疗的最佳时机。

然后，她接受了"异维甲酸"的药物治疗方案。6 周后，她的症状减轻了很多。

20 世纪 80 年代前，我们缺乏针对严重痤疮的有效疗法，但在 1982 年，一种名字很难念的药物——异维甲酸在美国横空出世。它以前的商标名称是罗可坦，它所含的维生素 A 酸与之前使用的的抗痤面霜成分很相似。

早在 20 世纪初，医生们就知道了缺乏维生素 A 会导致表皮增厚。其后果就是人们会因此测试大剂量的维生素 A 会不会使因皮肤增厚而导致的疾病得到改善。测试主要在牛皮癣患者身上进行，但也包含了一部分的痤疮患者。测试结果比较混杂，此方法对一部分患者有效，但这一结果并不具有说服力。此外，它还让很多患者产生严重的头痛症状。

人们开始搜寻与维生素 A 成分相似的化学物质，维生素 A 的变体有没有可能会产生同样的疗效，但副作用比较小？结果我们得到了药物维甲酸，它是乳膏质地的，并显示出能减慢痤疮发展的效果。就像你现在读到的，这些相似的药物都是当今众多痤疮疗法的基础。此后，异维甲酸被发明出来，它使得用片剂治疗痤疮变为可能。针对第一批患者的研究在 20 世纪 70 年代早期的德国和瑞士进行，其中大多数年轻人都获得了很好的疗效。

皮肤科专家们意识到，他们得到了一种疗效惊人的药品。患者们在几个月后都得到了很大的改善，并且头痛的问题也没有出现。一批又一批的患者都对此感到非常满意。彻底的治愈意味着痤疮几乎不会再复发，这就像是发生了一场小革命。

异维甲酸改变了皮肤细胞的活动，它能够减少皮脂分泌，减慢细菌活动，打开皮肤通道，使皮脂更容易排出，从而达到治疗效果。此外，它还可能对免疫系统产生影响。

痤疮可以是一种很戏剧化的疾病。它可以在很短的时间内加重很多，出现疼痛症状并最终留下明显的瘢痕，有时候它实际上还可以严重到让患者真的病倒。

我只有过一次这样的经历，那次我不得不把一名痤疮患者送往医院。那位患者是个 17 岁的男孩，近几年里一直长有很多痤疮，但在近几周里状况严重加剧了。当他来到我们这里时，他的面部和后背大部分地方都长有痤疮。此外，他还出现了发热、无精打采及疲劳的症状，他看起来格外担心自己日后皮肤的状态。在住院治疗期间，我们让他在几天内恢复了很多，他可以在之后的几个月里在家中继续接受治疗。我们给了他一些消炎药可的松片剂，更重要的是还给他开了一些异维甲酸片剂。

不幸的是，异维甲酸是有副作用的，这引起了人们的很多关注。首先，这种药会对胎儿造成伤害。当制剂最初被投放市场时人们就知道了这一点，因为大剂量的维生素 A 会导致先天性畸形。一开始，皮肤科医生与患者们都没有把这当回事。在孕妇流产以后，人们发现在使用异维甲酸的孕妇中，有 1/3 胎儿是畸形的。这一发现被报告给了有关部门，并引起了激烈讨论。迄今为止，美国记录在案的畸形儿数量为 200 多万个，很可能与此药物的使用有关。

因此，美国有关部门引入了一套系统，用以将这种副作用的风险最小化。现在所有的主治医生、患者及药剂师都必须在数据库中登记每一条处方，医生必须确定女性患者不在妊娠期，而药剂师必须检查处方是否是近期内打印的。与此相似的体系也被引入到了很多国家，但通常没有像美国这么严格。在挪威，最终的解决方案是皮肤科医生会要求患者签署已知声明书，声明他们已经了解该药物所有的副作用。挪威有关部门决定，各地不得使用已开具 7 天以上的处方。

当接诊女性患者时，我会确保她们完全了解这种对胎儿不利的副作用。此外，我还会向她们提供与制剂相关的书面信息，以及信息中涉及的医疗记录里的文件。所幸到目前为止，一切进行得都很顺利，但我也已经为有一天我的患者会是一名孕妇这件事做好了准备。医生可以有很大的权力，但是权力也没有大到可以控制患者性生活的地步。

痤疮与抑郁症

异维甲酸可能导致的另一个副作用是抑郁症与自杀。目前对这两种可能性尚不确定，且存在很大争议。事实上，大部分服用此药物的人都感到很快乐，并且过上了更好的生活，这是我们需要记得的。但是有没有可能一小部分人因为服用该药物而引发了精神类的副作用呢？

当这种药物完成登记时，人们还不知道这种副作用存在的可能。但几个月后，美国就出现了抑郁症的报告，两年之后又有了第一起自杀案。到目前为止，被记录下的发生在服药期间的自杀案件已经高达数百个。当然，这必须要结合全世界约有 1300 万人接受了此类治疗的事实进行考虑，仅美国就有 500 万这样的患者。不幸的是，自杀是年轻人中一种常见的死因。

2000 年 5 月 13 日，星期六，美国密歇根州的梅诺米尼小镇上举行了一场舞会。在派对结束后，一些年轻人汇聚到了 17 岁的小巴特·斯图帕克的家里。他的父母当晚住在附近的酒店里，并让他的哥哥留在家里照看他们。就在夜幕降临的时候，悲剧发生了：巴特找到了父亲的枪，并举枪自杀了。他的父母闻讯赶回家，对此感到无比的震惊与绝望。之后，他们想了解到底为什么会发生这样的事。除了认为是因为服用治疗痤疮的异维甲酸片剂以外，他们想不到任何其他的原因。没有证据证明这位少年此前的生活有任何的不如意，他一直以来都是一位快乐的少年，有着美好的前景。

男孩的父亲是美国众议院的一名议员老巴特·斯图帕克，这件事也因此把该药物与自杀的关联的讨论带到了美国最顶尖的政治环境中。关于此议题，国会举行了两场听证会，并提起了若干起诉讼。到目前为止，该药物仍被批准使用，但相关部门对该药物的分配实施了限制举措。

目前该药物与自杀之间的偶然联系尚不明确。许多服用该药物的人都已经患了抑郁症，或发生了与之类似的情形。抑郁症就像痤疮一样，常见于青春期。对上述关联的反对意见的论据是，在未服用异维甲酸的青少年痤疮患者中，得抑郁症的比服用该药物的青少年更多。在我发表的博士论文里，我分析了约 4000 名居住在奥斯陆的年轻人的数据。这项研究结果显示，患有痤疮的青少年产生抑郁性想法的人数是未患有痤疮的两倍。瑞典的一项研究也得出了同样的结论：在将近 6000 名接受异维甲酸治疗的患者中，尝试自杀的发生率在他们用药前的一年就已经有所提升。

异维甲酸与抑郁症有关系的说法，一般都源于个别患者与他的亲戚所讲述的个人故事。我们应该对此引起重视，该药物会进入大脑并与多巴胺受体发生反应，也就是那些会与抗抑郁药物发生反应的受体。异维甲酸还会造成其他副作用，例如嘴唇与皮肤干燥、肌肉疼痛，此外还会对肝脏和血脂造成影响。当某种物质会在人体很多部位产生副作用时，我们应该很容易想到它也会对大脑产生副作用。

这种药物导致严重的副作用，对于皮肤科医生而言似乎是一个永恒的议题，并且已经持续了数十年。有的人认为其中的关联是随机的，而有的人认为它可能会导致十分罕见的副作用。一项调查发现，约有40%的皮肤科专家认为该药物会引发心理性的副作用。我在很大程度上也倾向于这个观点，并且我认为异维甲酸会导致某些心灵脆弱的个体罹患精神类的疾病。

如果这种药会导致如此严重的副作用，那么医生怎样才能给那些年轻患者开处方呢？我认为详尽的信息能够帮助我们及时地监测到服药者的情绪变化。此外，我也十分谨慎。如果有人告诉我他感到情绪压抑，我会推荐他从一个非常低的剂量开始服药，再逐步加大剂量，并且定期来做体检。我还会要求他们一旦注意到任何抑郁的迹象，就立即联系我，或者护士和全科医生。他们还应该至少告诉身边的一个人关于此药物有导致抑郁症的风险。其他人可能比青少年患者自己更容易捕捉到其抑郁情绪的产生，然后应该完全有机会迅速且及时地监测到患者的精神状态变化。

痤疮会引发许多问题，这是我几乎每天都会看到的事。我们都知道疾病会让生活质量大打折扣，而这样的后果在人生中最重要的青春期显得尤为不幸。有的人可能会说，痤疮留下的伤疤不仅仅是在皮肤上，也在大脑里。我认为有效地治疗痤疮是非常重要的。

痤疮无小事。

皮肤与心理

除痤疮以外的皮肤疾病也可能导致精神与社会问题。皮肤是我们呈现给外界的第一印象，因此也就不难理解皮肤疾病为何会引发诸如此类的后果。研究可以确定的是，皮肤疾病极有可能会导致患者的朋友少、孤独、睡眠问题，以及较差的在校表现。

让我们说得再详细一些。关于为什么有些患者会同时罹患精神疾病和皮肤疾病，我们了解多少呢？它们二者之间的关联又是什么呢？

首先，皮肤疾病会直接影响身体的其他部位。就拿牛皮癣这种皮肤病来举例，皮肤中的免疫系统被激活，并且来自皮肤的炎症介质会进入血液，患者的全身都会产生轻微的炎症，而这种程度的炎症可能导致抑郁和焦虑。

当瘙痒症状引发精神疾病时，也会产生一些直接影响。研究表明，有一半预约皮肤科医生的患者都存在瘙痒症状。瘙痒症状十分常见，约有20% 的人无时无刻不在瘙痒中煎熬。患有皮肤疾病的人的瘙痒感，通常会十分强烈并对其生活造成麻烦。可以想象一下：数年如一日，每隔几分钟都需要抓会儿痒会是怎样一种体验？我想，所有人应该都能理解，这会让人极度疲惫，并可能导致抑郁、社交回避及注意力不集中等问题。我都数不清有多少次见到过这种被瘙痒症状折磨得疲惫不堪的患者了。这样的患者最常挂在嘴边的一句话就是"我要是能不痒就好了"。

其次，还有一部分解释是，皮疹和皮肤自身的改变本来就会导致精神问题。患者和其他人在看到患病的皮肤时，可能会产生负面反应，我们通常称之为污名化。污名在希腊语中意为伤痕，这也就难怪一个突然开始脱发或者长出皮疹的年轻人会感到十分难过了。我几乎可以断言，发生这种事以后，完全不沮丧才是不正常的。

最后，精神疾病本身还可能会加剧皮肤疾病。我将这种情况称为心理效应，但是这又会让我即刻远离"这只是一种心理作用"的简单定论。因为精神疾病可能会引发禁忌，并且在有些人看来，这与其他疾病相比更像是一种自我伤害。这样的表述是很伤人的。再说这种观念也并不正确，某种皮肤病仅具有精神方面的诱因才是一个例外。我始终支持心理在所有生理性的疾病中——不仅仅是皮肤病，扮演着重要角色这一观点。

我们医生经常因为不能发现某疾病同时存在心理与生理性原因而被问责。这样的区分，显然都是人为划分出来的。身体与心灵是相通的——这样的想法一直以来在医学院中都十分常见。而对于医生们的挑战，则是如何把这些知识付诸实践。医生们有时候会问自己：如果患者所患的是肠道、背部或皮肤疾病，是否应该同时考虑他的精神状况？许多患者都不愿意听到自己的精神状况也在一定程度上对病症产生了影响，而医生有时候也会选择回避此类话题。只不过我们必须承认，我们自己的内心和文化中都蕴含着有助于避免身体与心灵相互影响的力量。有时候，认识到精神状态的重要性将是对皮肤病进行全面治疗的一条有效途径。

罗伯特是一名19岁的患者，他的异位性湿疹已经痊愈多年了。他9岁以前一直患有湿疹，但是之后就再没有任何麻烦找上他。他近几年的症状就仅仅是轻度的皮肤干燥和冬季偶发性的瘙痒，使用普通的保湿剂就可以得到有效的缓解。但就在最近几周，他的湿疹复发了，并且比以往任何时候都严重。在他来找我的三周前，他的皮肤开始发红，并且手臂的屈肌一侧有明显的瘙痒。就在上周，他整个面部与颈部都已经发红，并伴有严重的脱皮与瘙痒。他给我看了他的皮疹，上面有很多的抓痕。我意识到他需要更强效的药物治疗，并向他解释了如何使用两种不同的乳膏。创建一个尽可能简单、不需要太多细节的治疗方案显得尤为重要。除了上述乳膏，他还需要服用一个疗程为 5 日的可的松片剂。这可以帮助他的免疫系统重启并更快地得到治愈。

但是，他的湿疹为什么现在变严重了呢？我很确定的是他近期对一些事情备感压力。他向我敞开心扉，并告诉我，他和父母的关系有些紧张，都是和近期分手的那位女友有关。作为一名皮肤科医生，我又一次倾听了患者谈论触发皮肤疾病的内心感受。

大脑会对免疫系统造成影响，这几乎是毋庸置疑的，但是这样的影响是如何发生的呢？我们可以做什么去减轻这种影响呢？一个更基本的问题还可能是，我们是否需要减轻大脑对皮肤及其他器官的影响？我认为，对于最后一个问题的回答应该是：都可以。

感到压力时激活免疫系统对身体是既健康又有帮助的。压力可以在皮肤受伤或产生炎症时为之提供强效保护。想象一下，你生活在 200 年前，有一天从悬崖上掉了下去，你的身体因此受到击打，皮肤也被擦伤。你离死亡非常接近，而此时的压力反馈也有所增强。这时，皮肤中的免疫系统被激活，并开启警报模式。这对人体是十分有利的，因为它可以阻止细菌渗透进皮肤更深处。

但是你没有生活在 200 年前，你是一名患有湿疹的现代人，然后在未损害皮肤的情况下有了一次濒死体验。然而，皮肤中的炎症在加重，湿疹的情况也越发糟糕。或许正是因为你的免疫系统已经被激活，你的皮肤状态才会每况愈下。如果你患有哮喘，你就很有可能感受到压力会加剧你的肺病。

压力与紧张感是人类生活的一部分。有的人可能会说，压力是一种用来协助人逃跑或战斗的身体反应，在英语中会将其称为"打或逃"反应（fight-or-flight response）。当石器时代的男人遇到一头猛犸象的时候，他的体内会发生使他更容易战斗或逃离的变化。他会变得更加警觉，瞳孔会放大，心跳会增速，呼吸会加快，消化功能会受到抑制，血液流入肌肉中，肤色也会随之改变（我们的肤色其实可以同时变得苍白和红润），葡萄糖与其他营养物质会释放进入血液，眼泪与唾液的分泌会减缓，这些身体反应在关键时刻可以救命。

急性应激反应也会导致血液免疫系统中的白细胞从脾脏、肺部与骨髓中释放出来。特别是应激激素肾上腺素，会提供"打或逃"的身体反应，并致使白细胞迅速释放进血流中。此后，大量的白细胞可以通过血液导入皮肤、黏膜、气管和肠道。此外，白细胞还会流向淋巴结，直接导入皮肤的神经也会激活免疫细胞。研究显示，急性应激反应会在很短的时间内引发皮肤过敏，神经与肾上腺均可以分泌出例如肾上腺素这样的应激激素及相似的物质。肾上腺素还可以分泌出应激激素可的松，它的分泌是由大脑控制的，可的松在大脑与免疫系统之间起到了一个重要的联结作用。浓度较低的可的松似乎会对免疫系统构成刺激，而浓度较高则会产生抑制效果。

与直接刺激免疫系统的急性应激不同的是，慢性的、长期的应激会抑制或改变免疫系统。研究表明，暴露在慢性应激与强烈日光中的老鼠，与那些仅暴露在强烈日光下的老鼠相比，更有可能罹患皮肤癌。处在考试阶段的学生，皮肤破损比平时恢复得更慢。现在，你可能会想，慢性应激可能会有助于抑制湿疹发作的免疫系统，但这种想法其实并不正确。有一种可能的解释是慢性应激会导致肾上腺素减少可的松的分泌。含有与可的松类似物质的药物会纠正这种失衡，从而加剧湿疹症状。然而，从长期来讲，对可的松进行管控并不能算是一种有益的治疗。在服用可的松片剂后的 2～3 周，人体内自身分泌的可的松会减少，因此有必要逐步减少服用剂量。

　　人们应如何减少应激从而改善皮肤病的症状？这很有难度，但是我们正在积累越来越多有力的事例和证据，去证明在不用药的情况下也可以有效地治疗皮肤病。心理咨询师可以帮助人们减少压力。作为医生，同时做到知识渊博和善解人意是十分重要的。对于患者而言，遇到值得信赖、表现出关心并擅长交流的护士或医生会有助于缓解其压力。这样的效果就是压力的等级会有所降低，从而身体会赢得更好的机会去治愈自己。

　　有时候体内的应激反应可能会减弱，这可能有助于打破恶性循环。因此，抗抑郁药物会对皮肤疾病产生有益的作用。这类药物会引起大脑和神经中的类肾上腺素物质，例如去甲肾上腺素、5-羟色胺和多巴胺水平的变化。此类药物很有可能可以通过影响肾上腺中可的松的分泌来减轻体内的炎症。一项针对 20 名异位性湿疹或牛皮癣患者的小规模研究表明，使用抗抑郁药物治疗 6 周可使皮肤得到显著的改善。

　　有许多传统和现代的治疗方法可以达到降低压力水平的效果。一些人声称，针灸的主要作用是减轻体内的压力，但目前的研究尚未明确表明，它有助于皮肤疾病的改善。对异位性湿疹而言，诸如针灸和催眠之类的减压疗法可能会有一定的效果，但至今我们尚未证实针灸对牛皮癣有任何改善效果。另一方面，冥想、正念与压力管理训练，则可能会有利于牛皮癣的治疗。

自残

　　划伤和割伤前臂是最常见的自残方式，皮肤科医生很少遇到这样的患者。无论是对于年轻人、孩子的父母还是医护人员来说，自残很显然不是一种皮肤病，而是源于精神状态的问题。有时候，我会被要求去治疗自残后留下的瘢痕。我理解这种线形瘢痕对患者来说很可能带来麻烦，因为它们都位于最容易看到的部位。去除这种瘢痕很有难度，可以尝试使用不同的乳膏和一些其他方法，但它本身也会逐渐进行自我修复。

自残，也叫作故意自我伤害。据报道，在挪威约有 7% 的 15 ~ 16 岁的青少年会有自残行为。如今，人们普遍将自残行为理解为调节和缓解强烈而痛苦的情绪的一种尝试。外在的疼痛可以减轻内心的痛苦，人们并不总是对获得他人的帮助或关注抱有强烈的希望。选择自残的青少年可能会是那些缺乏安全感的人，过着戏剧性和动荡的感情生活，并且与朋友和家人的关系存在比较大的问题。酒精或毒品也可以是促成自残行为发生的因素。

绝大多数自残的年轻人可能会对此感到羞耻，但他们一般不会否认有过这种行为。自残的事依然时有发生，这些年来，我记得接待过几名这样的患者，他们也不都是青少年。在马萨诸塞州的波士顿综合医院皮肤科工作时，我跟进了一位患者长达几个月。这是一位年轻女性，她的脸上长期有开放性的溃疡，一直都没有愈合。她对此进行了各种解释：由于一直被坏运气影响，她经常在骑车时撞到东西，并从自行车上摔下来。然而，这些伤口最终能不能正常地恢复并闭合呢？

这位女士以前看过几位皮肤科医生，他们采集了许多不同类型的样本，而她也尝试了许多种治疗方法。难道说她得的是一种类型不寻常的皮肤癌？一种罕见的皮肤炎症？科室中所有的皮肤科医生都对她脸上的伤口进行了联合会诊。她被劝说得终日缠绕着绷带，目的是为了保护她的皮肤免遭所有"意外"的伤害。然后，我们看到她的伤口开始逐渐好转。

我们得出的结论是，这是一种罕见的人为皮肤炎病例。在这种情况下，患者会损伤自己的皮肤，但其内心其实是拒绝这样做的。之后，她被转诊到心理医生那里，就不再来做检查了，我不知道她如今怎么样了。作为医生，当然应该非常谨慎地做出这样的诊断，因为我们始终应为其他可能性的解释留有一些余地。在这个案例中，她接受了全面的检查。在某些点上，你必须要做到脚踏实地。我们要尽量防止患者在多年间不停地拜访其他医生去接受样本采集，并防止他们尝试做出可能对其自身造成潜在伤害的事情，例如，服用可能会导致严重副作用的新片剂，接受可能会有负面结果的外科治疗方法。皮肤科医生帮皮肤患者做到这些预防工作是非常重要的。当然，与全科医生的合作也是十分重要的。

这种疾病的一个变体叫作孟乔森综合征，得名于孟乔森男爵。这名男爵很享受给别人讲述他生活中奇妙而夸张的故事。而在我们这里，患此综合征的患者试图在医疗保健系统中为他们那些无法解释病因的疾病寻求帮助，但只有他们心里清楚，这些病症都是他们自己制造出来的，这是故意造假。这些患者故意在自己的皮肤上制造伤口，并夸张地把这些伤口作为问题呈现在医生面前。他们的皮肤上可能会出现形态不同寻常的皮疹或溃疡。至于孟乔森综合征患者的动机，一般来说都不是为了获取经济利益或社会保障权利，而是一种对于获得他人关注的渴望。

"拔毛癖"是自残的另一种变体，相对而言比较常见。这种病症会使人拔掉自己的头发，这会导致头皮上形成无毛区域。对此病症的解释范围从纯粹的习惯，就像是啃咬指甲，到重大疾病的表达，也许是作为一种应对压力或焦虑的方式。有人说拔头发的感觉似乎还不错，并且与某种幸福感相关联。在检查过程中，医生会看到患者头上的无毛区域以及长短不一的头发，在某些地方，通常会看到新的头发长出来。有时候，这种病症可能会和另一种我马上就要讲到的更为常见的头发疾病发生混淆。

脱发症

斑秃是一种皮肤病，挪威语称之为不完全脱发，它有可能发生在任何年龄段。儿童和年轻人的斑秃会给人留下特别深刻的印象。有的人可能会记得拉斯·萨比·克里斯滕森创作于 1988 年的小说《赫尔曼》，该小说后来被拍成了电影。它讲述了一个患有斑秃并失去了所有头发的男孩的故事。

这种疾病会使一个区域内的所有头发同时以簇状或点状脱落。患者可能会说他仅仅是站在那里，手指间就突然出现了一把头发。患有这种疾病时，无发区域内的皮肤看起来完全正常，没有头皮剥落或发红的症状，而且无发斑点周围的头发生长得都很正常。有时候脱落的发量比较有限，所以可以简单地通过改变发型的方式让脱发区域几不可见。而有的时候，有些人会选择剃掉剩余的几处有头发的地方，尽可能让自己的发型不那么引人注目。还有的人则选择佩戴假发。

人的一生中罹患斑秃的风险约为 1% ~ 2%，因此它并不能算作一种罕见的疾病。它被视作一种自身免疫疾病，是人体自身的免疫系统在对发根发起攻击。头部的毛发通常会首当其冲，但是身体其他部位的毛发也有可能遭受攻击。身体出现的应激反应，无论是由感染、意外事故或精神性应激引起的，都可能成为导火索。通常来说，斑秃的原因都是未知的。

经历着不完全脱发的年轻人可能会陷入深深的痛苦。这意味着头发的生长对一个正常的外在形象是多么的重要，从来都没有"不过是头发而已"这种想法。我记得已故的皮肤科专家兼奥斯陆医学院教授欧勒·弗兰德曾说过，失去头发就像是失去了身体的一部分。患有这种疾病的人可能会这样描述自己的经历："别人觉得我病了才会躲着我——这对我的个人形象是个毁灭性的打击。""我一直觉得自己是个异类。""我觉得自己看起来蠢透了。""我觉得自己不像个女人。"

幸运的是，这些患者的毛囊并没有遭到破坏。这意味着那些头发还可以长回来，并再次变得完全正常。在那些患有斑秃的人中，至少有一半会在一年之内长回正常的头发。如果是头部大面积的脱发，当脱发发生在青春期之前，并且家族中有人患有这种疾病时，那么头发完全恢复正常的概率就会小一些。

不幸的是，治疗并不总是有效的。最常见的疗法都是先尝试使用含有可的松成分的乳膏，但是由于这种疾病发生在皮肤深处，药物成分不能渗透进足够深的地方，所以效果比较有限。另一种可能的方式就是把可的松注射进皮肤，这样做有时会收到不错的疗效。其他时候还可以考虑给患者一些抑制免疫的片剂，但不幸的是，这种疗法的效果不如用来治疗其他自身免疫疾病的效果好。

近些年来的一些医学发现，又给了患有斑秃的人新的希望。2014 年，一名美国男子用免疫抑制类药物托法替尼来治疗牛皮癣，这是一种通常用来治疗关节炎的药物。巧合的是，这名男子正好患有不完全脱发。在治疗期间，他的牛皮癣症状有所改善，而且与此同时他脱落的头发也长了回来！这件事及与之相似的治疗结果意味着我们很有希望在几年后为斑秃患者提供全新的疗法。

口唇疱疹与天花

作为一名皮肤科医生，我与朋友或熟人一起出去的时候，经常会被他们问一些与皮肤疾病有关的问题。这种情形通常是愉快的，但也可能很有挑战性，因为这和我在医院工作时最常做的"咨询"完全不是一个类型。其中一个限制就是我无法对他们进行恰当的检查，除此之外，在这种时刻，如果很多问题不是以一名医生的身份去问，显然会有些不得体。

一名父亲问我，为什么他13岁的孩子嘴唇周边有伤口，并且里面似乎有液体，这种症状已经持续近一周了。我能想到的有两种可能：口唇疱疹或天花。

口唇疱疹，也称为唇疱疹。它十分常见，在青少年中，一年中大约有1/7的人会得口唇疱疹。它是由人类疱疹病毒引起的。在被感染2～12天后，皮疹开始发作。这种感染多发于居住在一起的人之间，因此在发展中国家，几乎每个人都在5岁之前被感染过该病毒。在欧洲，这种病并不常见，年轻人中仅有约一半的人感染过该病毒。

当你第一次暴露在这种病毒面前时，你的嘴唇会发炎，同时会出现轻微的发热症状，吃东西、喝水的时候都会很痛。口腔黏膜会发红、肿胀，并很容易出血。1～2周后，症状会好转。而对有的人来说，整个病程会十分温和以至于患者都没有察觉，而这个人之后就可以永远摆脱口唇疱疹的侵扰。但对于有的人，则不一定，他还有复发的可能。典型的症状就是一开始会感到皮肤有一些刺痛或疼痛，然后出现一片发红的区域，再之后就是几个充满液体的小水疱。疱疹的爆发通常会持续7～10天。你可以去医生办公室接受伤口采样来确认对此病的诊断，但大部分情况下是没有必要这么做的。口唇疱疹有可能会在几周或几个月后在同样的位置再次长出来。患者可以采用对抗这种病毒的乳膏予以治疗，还可以通过服用药片的方法缩短2天左右的生效时间。必须尽早对其进行治疗，所以患者必须时刻把药片放进衣兜并尽早服用。而对于那些由紫外线引发的口唇疱疹，涂抹防晒产品可以有助于自我保护。

另外一个导致口唇周围产生溃疡的原因可能是另一个"痘"，也就是水痘——皮肤表面的一种细菌性感染。面部与双手是水痘的常发区域，但也可能出现在其他部位。水痘最典型的特点就是会产生一厘米左右大小的伤口，表面是蜜黄色硬皮，内里有液体，表面的硬皮会引起瘙痒。与口唇疱疹不同的是，水痘会随机出现在任何部位的皮肤上，而且通常一生只得一次。我们目前尚不清楚为什么水痘多发在夏季与早秋时节，或许是因为引起水痘的细菌——通常是葡萄球菌，会在炎热的环境中大量滋生，并且格外喜欢人体出汗后湿润的皮肤环境。治疗水痘通常会采用抗菌乳膏。

白癜风

你可以想象到有一种皮肤病会在皮肤上呈现出如世界地图上不同国家的轮廓吗？它所形成的斑点可能看起来有点儿像匈牙利或波兰的轮廓，而像意大利、挪威这样轮廓"怪异"的国家的斑点则较为罕见。这种皮肤疾病被称为白癜风，其表现为皮肤上出现一个或多个白色区域。如果是皮肤黝黑的人罹患白癜风，那么他身上的斑点会尤为显眼。如果患者皮肤白皙，有时候就很难注意到这些肤色上的变化。

引发白癜风的原因是皮肤中色素细胞的消失，它们会突然消亡的原因至今尚不明确。最有可能的是，人体自身的免疫系统把这些色素细胞识别成了异类，对其发起了攻击并铲除了它们。为什么这种攻击仅发生在某些地方，而其周边的皮肤安然无恙？对此我们还不能给出很好的解释。这种疾病不会引起疼痛或瘙痒，仅仅是肤色产生了变化。

迈克尔·杰克逊是世界上最著名的白癜风患者。20世纪80年代，在他还年轻的时候，他的皮肤上就出现了白斑，很有可能是在他的面部和双手上。众所周知，他出现时总是佩戴着白手套，这么做很可能是为了掩藏他的皮肤病。我并不是非常确定名人传言的可信度，但是白癜风很有可能是迈克尔·杰克逊漂白了他面部皮肤的一个原因。此后，他面部的健康皮肤与泛白的皮肤的对比就不会那么鲜明了。就像我们许多人在那时候想的那样，或许他从来就不是为了否认他作为非裔美籍人的身份。

另一位患有白癜风的名人是加拿大超模温妮·哈洛。她对此并没有选择采取模糊的态度，而是积极主动地面对并解决她的皮肤问题。哈洛来自牙买加，她的皮肤黝黑，这让她面部的白癜风斑点看起来尤为明显。她4岁开始患有此病，并曾因此受到霸凌。最终，她用一种令人钦佩的方式改变了人们对她的看法。作为一名模特，她靠外表为生，而今天她勇敢地为此病发声，也成了众多白癜风患者心目中的楷模。

长白斑的青少年

我记得曾接诊过一名17岁的印度裔女性患者，她的面部长有一对小白斑，她对此感到十分绝望。面部的白斑使她不堪其扰，并且她对此事的反应十分强硬而坚决。她愿意尝试任何形式的疗法。对她来说，没有比能去除脸上的白斑更重要的事了。有的人会通过化妆方式来遮盖面部的小白斑，而在这位印度少女看来，化妆遮盖的方法是远远不够的，它们必须消失！她必须彻底摆脱它们！

最终，我意识到她如此坚决背后的原因，这与她的文化背景有关，这可以被理解：白癜风可能看起来有点儿像另一种疾病。在印度，皮肤上的白斑会被看作是麻风病的表现。那是一种细菌性疾病，尤其容易感染皮肤和神经。在印度的一些地区，人们还始终认为罹患麻风病是对过去所犯下罪恶的一种惩罚。面部感染麻风病的人可能会因为老旧的迷信观念而遭受污名化，针对此病的歧视已经被列入法律范畴。英国《卫报》上曾有一篇文章，讲述了一名 28 岁的印度妇女萨塔尔在罹患麻风病后的遭遇。"我现在已经完全治愈了，因为很幸运的是我在很早的时候就得到了有效的治疗。当我的丈夫看到我脸颊、手肘和背部的白斑时，他就知道这是麻风病。但是当医生确诊时，我的丈夫辱骂了我，并且指责我明明在结婚前就知道自己患有麻风病。"萨塔尔的丈夫可以依据 1898 年从英国引入的"麻风病法案"与她离婚，该法案中关于隔离麻风病患者以达到控制其传播的举措至今在某些地区仍然有效。

北欧医院的建卡模式可能使这种病得到了人们的注意。因为麻风病意味着患者离住院不远了。麻风病在挪威医学史上有着特殊的地位，因为是挪威的一名医生首次发现了麻风杆菌的存在。这发生在 1873 年的伯尔根，那位医生的名字叫格哈特·亨里克·阿莫尔·汉森，因此在英文的医学术语中，麻风病的常用名称为"汉森症"。

那位 17 岁的女性患者所得的并不是麻风病，而是白癜风，并且我们尽了一切努力去帮助她。她开始每周接受三次光疗，并在面部涂抹一种名为他克莫司的免疫抑制面霜。她在治疗中的配合度很高，并在接受 5 个月的治疗后幸运地摆脱了几乎所有的白斑。

痣

在我大约十三四岁时，有一天，我发现自己的肚子上忽然出现了一对新长出来的痣。我问我的父母这种痣有没有危险，但是得到的答案是模棱两可的，很可能他们也不知道该怎么回答。

痣到底是什么？我们为什么会长痣呢？

痣这个名字有些不太准确。因为它会让我们以为这是一种"出生时"就有的东西，其实仅有百分之几的人在出生时就长有一颗或多颗痣，绝大部分人身上的痣都是后天才长出来的。常见的痣会在儿童期、青春期及成年早期出现。痣的出现始于皮下的色素细胞开始分裂，并且在此之后会持续分裂约半年，之后它就停止生长了。因此，年轻人很容易突然发现自己长了一颗新痣。只要这些痣在几个月后停止生长，我们就完全可以不用管它。如果它们一直在长，发生形态上的变化，并且看起来有些奇怪，就应该去医院检查了。因为这有可能是痣癌，也就是黑色素瘤。

因此，痣的产生源于黑色素的积累。

肤色浅的人比肤色深的人更容易长痣，而肤色最白皙的人则是例外——他们几乎不长痣。红色头发的人身上的痣通常也是红色的。我们能长出多少痣、多大的痣主要是由遗传因素决定的，但是小时候和青春期晒太阳过于频繁的人会长出更多的痣。绝大多数北欧人身上的痣的数量通常在 10 ~ 50 颗之间。所以，我们究竟为什么会长痣呢？对此问题的回答是，它们的存在并没有实质的作用，所以我们也不知道长痣的原因何在。这就显得有些奇怪，因为我们身体上长的绝大部分东西都具有功能。

有些人认为，痣是人类进化的遗留产物，专业术语将之称为返祖现象。在人类进化的早期，大约在几百万年以前，痣或许是有用的。有的痣上会长出深色的毛发，因此，可能的情形是，痣曾经帮助我们的祖先在体表的毛皮上形成纹路，因为那时他们的体毛比我们要多得多。就像是斑马身上的条纹、长颈鹿身上的斑点，所以早期版本的人类很可能长过一种有杂色的毛皮。支持这一理论的表现就是我们背部的痣的数量通常会比腹部的多，就像大部分动物身上的花纹都长在身体的外侧。现在我们不再需要痣了，但有时候进化得比较缓慢。

　　关于痣，我真的只能想到一种用途：它可以帮助我们更轻松地从外观上区分同卵双胞胎。

　　古往今来，人们始终试图赋予痣一些特殊含义，在亚洲的文化中，这种情形尤其普遍。痣可以被看作是前世留下来的秘密信息，或者代表幸运或不幸的标志。胸部正中间的痣表示你需要格外注意饮食，阴茎上长痣的男性会有很多子嗣，而腹部长痣的女性感情比较丰沛，并且有强烈的性需求。如果一个人的臀部上长有痣，说明这个人很聪明，并且极具创造力。

　　痣的数量与形态是否真的会透露与疾病和健康有关的信息呢？是的，它们的确会，至少是在一些细微的层面。一些研究表明，痣很多的人，他们皱纹的数量会比较少，看起来更年轻。到目前为止，我认为这应该只是一种理论上的看法。我更为确定的是，身上长有很多痣的人，比如，数量超过 100 颗，他们罹患黑色素瘤的风险会大大增加。由于黑色素瘤最常见于成年人及老年人，且极少见于青少年，因此我会在本书稍后的部分再回归到这个话题。

第五章

青年期——皮肤的黄金时代

这个时期，皮肤有难以言喻的美丽。没有什么比注视着一张漂亮的脸蛋或一只好看的手更能缓解眼睛疲劳了。更不要提那骨肉匀称的双肩、养眼的臀部、抖动的胸脯对我们的视觉冲击了。纵观人的一生，青年期的皮肤即是颜值巅峰。青春期的痤疮问题基本算是过去时了，而此时的年龄与压力还不足以给皮肤留下任何印记。

很多年轻人都意识到了自己的美，所以会在社交媒体上大方晒照，展示自己的身体与面庞。而下一步可能就是在真实生活中的邂逅，在这里，不同的皮肤会彼此相遇。

在"天堂"里，蛇行踪鬼祟，引诱别人。在我们还没来得及沉浸在性所带来的愉悦体验时，就不得不先面对性传播疾病带来的忧虑与恐惧，丰富的性生活也会有不那么性感的一面。

恰恰是因为我们年轻时执着于对美丽外表的追求，所以当看到患病的皮肤时，才会备感不公。

在这一章，你会读到与皮肤免疫系统、过敏症、排汗疾病、体味、腹部的皮肤病，以及一些性传播疾病有关的内容。第一个也是最先应该提到的话题，它既能给人带来十足的愉悦，也能让人陷入更深的挫败感中，那就是文身。

文身

我们人类给自己文身的历史可以追溯数千年之久。文身在古希腊和罗马帝国时期都十分常见。在中世纪，文身引起了欧洲人极大的好奇。从18世纪起，亚洲国家也开始有了对文身的记载。世界上第一台文身机问世于1891年，在那之后，文身在水手和士兵中传播得越来越广泛。在现代，文身已经成为展现时尚气息的一种方式。嬉皮摇滚乐手詹尼斯·乔普林手背上的文身或许为文身的兴起再次掀起了一番"新浪潮"。

文身除了主动自愿去文的，还可能是由一些意外导致的。其中一个典型的案例就是一位不幸的骑行者因为骑行过程中的意外，导致皮肤被擦伤，同时沥青颗粒进入了他的皮肤。这类所谓"外创型文身"可以用激光去除。最常见的文身肯定还是那些产生于文身店中的作品。

当你接受文身时，文身师会用一种仪器在你的皮肤上打出1～3毫米深的小孔，然后把微小的色素颗粒填充进去。这些皮肤上的小孔会在几天之后愈合，而里面的那些色素颗粒则会恰好留存在表皮之下，清晰可见。

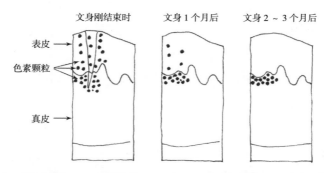

注：文身刚刚结束后，色素颗粒会分散在皮肤中，过一段时间才会稳固地停留在真皮的最上层。

留在表皮下的色素颗粒会进入皮肤中的免疫细胞。但由于人体的细胞总是在不停地更新换代，而这些色素又不会彻底消失，这么想是不是有点儿奇怪？色素会留住的原因是，当皮肤中的免疫细胞死亡时，新的免疫细胞会重拾这些文身留下的色素颗粒，但可能会造成轻微的色彩流失。

文身通常是黑色的，但也可以采用颜色更丰富的色料去文出更亮眼的效果。如今，文身不仅是一个技术活，更是一门艺术。对于很多人来说，文身是重要的身份标记：它在向外界传达一种信号，展现出文身者的个性与生活方式。

从医学的角度来看，文身可能引发很多问题。一个人在刚文完身后，或很短的时间内，就可能出现并发症。以前，伤口感染就曾是个严重的问题，例如可能导致肝炎病毒的感染。现在这种感染并不常见了，因为文身的人会格外地注意文身部位的卫生。但只要文了身，就还是存在感染的可能性。实际上，你很可能会自己感染自己，所以新文身的部位有可能长出疣、疱疹或者水痘，还有可能出现过敏反应，文身还可能使牛皮癣恶化。

几年前，我在皮肤科综合诊室见过一名年轻女性，她的嘴唇周围肿胀发红。在这几周前，她做了一个文唇项目，想让自己的嘴唇看起来更红润、更漂亮。但很不幸的是，她现在的嘴唇一点儿都不好看：唇部皮肤通红、脱皮，并肿得很严重。她很可能是对文唇用的色料过敏了。

对文身色料过敏的现象并不少见。不幸的是，这种过敏反应是不可预见的，而最大的问题可能就出在她选择了红色色料。如果你想文一个彩色的文身，但同时又想安全一些，请记住，你可以采用红色的相邻色，例如橙色、粉色和紫色。

美黑也会引发文身部位皮肤的瘙痒和肿痛。有些色料暴露在阳光下后，它的化学结构有可能会发生变化，这种变化会引发各种反应。来自太阳的紫外线至少会射入皮下 1.5 毫米深，那正是文身色料所在的深度，然后紫外线与文身色料就会发生反应。

从来都不存在绝对安全的文身色料，因为文身色料都是工业制品，其中包含大量的化学合成剂。文身色料中可能包含潜在的危险物质，例如重金属钴（蓝色）、镉（黄色）和汞（红色）。文身色料通常都没有经过官方手续的批准，并且缺乏与色料成分有关的详细信息，有关部门也仅仅是鼓励进口商要求制造商提供可以证明色料安全性的相关文件。

对于我们医生而言，最关心的事莫过于这些将在人体中停留数年的化学物质会不会出现在皮肤中供血丰富的部位，因为这些物质可能会通过血液导致全身中毒。我们对此知之甚少，因此我们需要在这个领域内进行更多的研究。文一小片区域是一回事，但如果文身面积过大，则意味着短时间内向体内注入了巨量的化学品，这可能会造成我们如今尚未可知的健康问题。到今天为止，我们还没有确凿的证据可以证明，比如文身能够增加患癌的风险。

一项研究表明，约一半文过身的人都会在某一时刻感到后悔。对于有的人来说，文身是对过去某种感觉的一种持续的记忆。去除文身很困难，并且这样做会不会有副作用呢？去除文身的老办法是刮伤或向下碾磨皮肤，并在伤口处放盐粒。这听起来就疼极了，我不相信还会有人这么做。人们有可能通过"刮破"最表面的一毫米厚的皮肤来去除文身，但不幸的是，这具有很高的留疤的风险。另一种选择是，在整个文身区域内的皮肤中切割至更深的位置，然后通过少量的缝合封闭伤口，就像用来去除痣的方法。这种做法的问题是，大部分文身的面积都很大，所以很难轻松地进行切割和缝合。

　　激光是当前最常见的去除文身的方法。激光通过向皮肤中发射固定波长的射线，来识别出文身中的色料。当呈小颗粒状的色料暴露在强烈的激光之中，它们会分解成更小的颗粒。最终，颜色颗粒会变得极为微小以至于人体的免疫细胞能够将它们吞噬掉。如果文身区域和它周边皮肤的颜色存在鲜明对比，采用激光去除可以达到最佳疗效。最好去除的便是白皙皮肤中的黑色文身。同理，如果要去除棕色皮肤中的浅色文身就会相对比较困难。而要去除含有很多色彩的文身也存在一定的困难。在激光破坏掉色素颗粒后，其中的物质会遍布全身，可能最终进入淋巴结和肝脏中。最终，人体的免疫系统可能会通过尿液、粪便或汗液将之排出体外。激光治疗后，这些小的色料颗粒遍布全身是否存在健康风险，目前尚不明确。

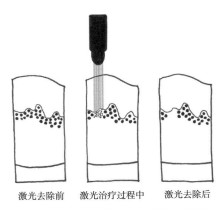

激光去除前　　激光治疗过程中　　激光去除后

注：激光去除文身的原理是通过激光仪将色素颗粒打得更小，便于免疫系统轻松地予以移除。

　　还有一些与激光治疗有关的问题。激光中的氧化铁会加深文身的颜色，而含有二氧化钛的文身色料会反射激光光束，以致文身无法实际被去除。二氧化钛常出现在防晒产品中，用以反射紫外线。而激光疗法的一些其他并发症还包括不可预见的肤色变化、过敏反应、感染、瘢痕及文身未被消除，却呈现出雾面模糊状，也就是所谓鬼影文身。

激光去除可以得到好的效果，但是需要多次治疗。有时甚至可能需要10次以上的治疗，却很难保证能够将文身完全去除。公共卫生服务中心不提供激光去除文身的服务，所以选择这种疗法是相当昂贵的。

为了降低文身可能带来的健康风险，你应该避免使用红色色料，同时把文身面积控制得尽可能小一些，并且要避免文身处暴露在阳光下，也就是避免文在身体上经常外露的部分，最后一定要选择正规的文身店。

此外，奉劝大家文身前务必三思。

皮肤的免疫系统

如果身上有文身，就意味着真皮层里有颜色颗粒。这些颜色颗粒个头很大，并且数量众多，所以免疫系统无法把它们清除掉，它们会永久地存在于紧邻皮肤表面的真皮层中。颜色颗粒的积聚会在皮肤中形成图案。图案能够显现出来，是因为我们的表皮是半透明的。如果这些颜色颗粒被激光光束破坏了，皮肤中的免疫系统就能够轻松地把它去除掉，而这又是怎么做到的呢？

免疫细胞是很多不同种类的血液白细胞的统称，这些细胞天生就具有吃掉体内异物的能力。这种能力被称为"吞噬作用"，是我们的免疫系统运作过程中很重要的一部分。免疫细胞可以吃掉很多东西，比如色料、细菌或一部分死亡和生病的细胞。免疫细胞可以让自身发生形变，来包围住它要吃掉的东西。于是，这些"食物"就被细胞膜拖拽进免疫细胞中，被其包围后再被消灭掉。

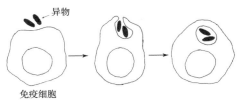

异物

免疫细胞

注：免疫细胞吃掉异物。

当异物进入免疫细胞后，会发生很多种情况。它可能会始终待在那里，也可能被免疫细胞内部的化学反应消灭掉。此外，这可能是免疫反应的开始，因为免疫系统中反应较快和较慢的部分均会被激活。

免疫系统中反应较快的部分，也就是我们所熟知的先天免疫，工作效率很高，但很多时候它的打击范围并不是很精确。免疫反应可以从吞噬作用开始，或者使体内循环的免疫物质与细菌、真菌等异物发生反应。

这种反应可能会导致皮肤炎症。由于处于皮肤外层的血管扩张，皮肤会出现发红、发热的症状。对于肤色较深的人来说，这一变化并不明显。当血管扩张后，液体会渗出血管导致患处皮肤肿胀，所以皮肤会轻微地凸起。血管向皮肤渗出化学物质或免疫细胞，在有的案例中，由于皮下的免疫细胞积聚过多而形成了脓液。

尽管皮肤病的病因各不相同，但是人体免疫系统的反应方式始终是一样的，也就是会引起炎症反应，使得患处皮肤发红、发痒，因此很多皮肤病中的皮疹看起来有点儿像还没发育好的眼睛。如果一个 5 岁男孩肚子上长了一个轻微脱皮的红疹，它会是湿疹还是真菌感染呢？一个 50 岁的人，鼻子上长出红色的小肿包，是皮肤癌的征兆，还是皮脂腺的炎症呢？

在这里，我不得不说：做一名皮肤科医生真的不容易！

从另一方面来说，反应较慢的免疫系统工作时的目标更明确、打击更精准，它具有很强大的学习能力。如果免疫细胞吃掉了一些异物，它就会开始一个特定的运转流程，这会使免疫系统能够以更高的精准度识别出同一种异物。这种吞噬了异物的免疫细胞会从皮肤中迁移出来，该细胞会找到淋巴静脉，并跟随淋巴结的方向前行。淋巴管是一种能够把体外部分的液体导入淋巴结的管状系统，主要集中在腋下和腹股沟处。当来自皮肤的免疫细胞到达此处，淋巴结中的细胞就会被激活，此时你会感觉身上的淋巴结增大并有轻微痛感。

这个时候，体内就会开始产生专门用来攻击体内异物的抗体和新的免疫细胞。当新生成的免疫细胞，也就是 T 细胞开始工作时，它们必须先想办法从淋巴结返回皮肤。显然，它们不能再像来时那样进入淋巴管了，因为淋巴管中的液体只有一个流向。它们会进入血流，在到达动脉之前流经肺与心脏，并最终进入最细小的血管。从那里，它们离开血液并回到皮肤中。至于免疫细胞到底是怎么找到通往皮肤的路，并且恰好到达指定地点的，我们至今也没有完全弄明白。

此时会开始一阵更为强烈且目标也更为明确的炎症反应，整个过程通常会持续一周左右。如果免疫系统已经认识这种外来异物了，那么流程就会相对缩短一些，并且这种炎症反应在短短几天内就会开始。

对抗微生物

皮肤表面有益生菌是对我们是有好处的。比较好理解的解释是，这样一来，留给坏细菌的空间就少了很多。我们之中约有 1/5 的人皮肤上始终都有细菌型葡萄球菌。只有当我们在谈论婴儿的皮肤时，才会极少提及这种细菌。在偶然的情况下，比如在罹患异位性湿疹或水痘期间，葡萄球菌的数量会激增，或具有极强的攻击性。这时它们甚至能够穿进皮肤更深处。

然后我们较快和较慢的免疫系统会同时被激活，并开始吞噬和消灭细菌。

葡萄球菌会使出浑身解数来蒙骗慢速免疫系统，以确保它不会被激活。进入体内的葡萄球菌会时时发生轻微的变化，目的是不被人体内的免疫系统轻松地追击到。这也是目前无法生产出针对葡萄球菌和与之能力相似的细菌的疫苗的原因之一。

如果我们的皮肤遭受的是病毒感染，那么免疫系统的工作流程就会有所不同。病毒会引发疣的生长，例如足疣或手疣，而疣体周边的皮肤看起来几乎没有异常。病毒是一种可以穿透人体自身细胞的微生物，并能够使用细胞内的遗传物质进行复制。与许多细菌不同，病毒并不是停驻在细胞之外，而是会隐藏在人体自身的细胞之内。此时，免疫系统在派出专门的免疫细胞发起进攻之前，必须先弄清楚病毒究竟寄居在哪些细胞中。有的病毒很容易被慢而精准的免疫系统识别出来，一旦你感染过某种病毒，就不会被再次感染，就好比我们之前提到过的那些典型的小儿疾病。

人体内某个细胞被病毒感染后发生的事有点儿像一个细胞变成癌细胞之后的事，免疫系统必须弄明白细胞的内部出了问题。实际上，有时候针对病毒的治疗与癌症的治疗是相同的。例如，我们皮肤科医生用的咪喹莫特乳膏可以有效地治疗良性皮肤癌、基底细胞癌和病毒疣。这种药物能够激活免疫系统中用以对抗这几种病症的机制。

皮肤中免疫系统的机制很先进，也很复杂。这个系统的终极目标就是通过必要的修复来维持皮肤与身体的平衡态。因此，完好的皮肤屏障是人体免疫系统中一个很重要的部分。我们在生活中会见到很多由于皮肤损伤而受到感染的例子。

免疫系统的使命远不止抗击感染这么简单，现在我会为你讲述更多与之有关的事。

当免疫系统被削弱

如今，带着别人身体的一部分生活也不是什么天方夜谭。我是说，那些接受了他人器官移植的人，例如肾脏、心脏、肝脏或其他器官的移植，他们自己身上的器官由于长期患病而被彻底损毁。器官移植中最常见的要数肾脏移植。2005 年，我们见证了世界首例面部移植术。接受手术的是一名面部被狗咬至毁容的女性。

作为一名皮肤科医生，我经常遇到接受过器官移植的患者。他们需要通过服用强效的药物来压制免疫系统，其结果就是他们更容易受到感染，更重要的是他们更容易罹患癌症。幸运的是，器官移植不会诱发类型最危险的癌症——黑色素瘤，但是患者们罹患另外两类常见的皮肤癌的风险却显著升高，也就是基底细胞癌和鳞状细胞癌。这两种皮肤癌有时候都会构成严重的问题。

阿尔尼在接受肾脏移植时年仅 24 岁。他患有先天肾脏缺陷，也就是所谓囊性肾。在儿童期与青春期时，他需要定期接受肾脏科医生的检查。在20 岁出头的时候，他得了肾衰竭，需要做透析。这意味着他需要每周去医院三次，并连接上一台可以帮他清理血液内废物的机器，这台机器所做的事正是我们健康的肾脏应该做的。最终，他幸运地等到了肾脏捐赠者，接受了肾脏移植手术。有了新移植的肾脏，他的生活变好了很多，几乎和一般人的生活无二。

但后来皮肤病还是如约而至。阿尔尼的皮肤颜色很浅，并且此前经常去挪威南部生活。彼时的太阳正处于动荡期，所以紫外线强度可能会有所减弱，我也曾一度担心他的肾病情况。10 多年后，当我再次遇到他，他已经罹患过皮肤癌数次。切除掉皮肤上的一些小肿瘤应该不会构成什么大问题，但是在他的案例中，一直都存在着一些新情况。现在他不得不每三个月就要去一次皮肤科——他的皮肤上总是不断有伤口和结节出现，我们需要检查以确定肿瘤是否在扩散：我们冷冻、划开并切入他的皮肤。此外，他还需要涂抹外用乳膏进行治疗。

阿尔尼的故事以实例告诉我们，如果皮肤中的免疫系统罢工，将会发生什么事情。接受免疫抑制治疗的人罹患皮肤癌的风险，可能要比健康的人高出几百倍。目前很幸运的是，初步的数据显示问题正在缩小，因为我们掌握了一些新型的免疫抑制药物。我们皮肤科的几位同人已经对接受过器官移植手术的患者的皮肤癌发病情况进行了研究，他们的研究结果表明此风险在逐渐降低。然而，这些患者罹患鳞状皮肤癌的风险仍旧比从未接受过器官移植的人要高出 40 倍。而患有其他类型免疫缺陷的患者，例如由HIV 病毒引起的艾滋病或针对自身免疫疾病进行的免疫抑制治疗，他们罹患皮肤癌的风险同样会有所增高，但是依然不如器官移植受体患者那么高。换言之，对于免疫系统长期被削弱的人群而言，针对紫外线的防护工作格外重要。

寄生虫不多但过敏症状不少

疟疾和绦虫病是两种常见的寄生虫病类型。通常来说，寄生虫比细菌大，而且会激活人体免疫系统中与对抗细菌感染时类型不同的免疫细胞。如果人体免疫系统侦察到皮肤中的寄生虫，你会立即感到瘙痒。此时，瘙痒感是一种很好的反应，因为你可以用指甲或其他工具去除皮肤上的寄生虫。与此同时，人体还会开始产生抗体免疫球蛋白，并会激活一种叫作嗜酸性粒细胞的特殊类型的免疫细胞。

每 1 ~ 2 年我都会遇到一名患有幼虫移行症的患者。病因是一种很小的寄生虫———一条试图穿透皮肤的幼虫。这种幼虫会在我们的皮肤中挖出一条 3 ~ 4 厘米长的蜿蜒小道。我见过的这种疾病的患者通常都是年轻人，并且是在挪威以外感染的。这些幼虫常见于南部地区的日光浴海滩，而这些海滩都遭受过猫狗粪便的污染。感染几周后，这些寄生虫便会在人体内自行死亡，所以即便感染也没必要去医治。

你还记得我之前说过，过度清洁会引发湿疹，并且会导致免疫系统对花粉、动物毛发和食物更为敏感吗？对于过敏症病发率增高的其中一种解释就是所谓卫生假说。人体的免疫系统会对很多种不同类型的过敏症有反应，例如花粉过敏，它与人体试图对抗寄生虫时的反应十分相似。如果我们过度关注卫生状况，就很难碰到寄生虫。因此，免疫系统的行动会被诸如花粉这类物质触发，因为人体把它们"误认"成了寄生虫。

针对过敏症，慢速免疫系统会发挥更为重要的作用。当免疫系统学习了较长一段时间之后，也就是出现过敏症状后，它的反应会十分迅速准确。对花粉的反应只需几分钟，而对镍及相似物质的反应也仅需两天左右。免疫系统对花粉与动物毛发能够做出如此迅速的反应，是因为黏膜中的免疫细胞含有现成的抗体，一经察觉可以即刻释放出来。对于皮肤的接触性过敏，免疫细胞也会主动地去消灭异物。

简单来说，我们对空气中的物质反应很迅速，而对皮肤上的物质通常会过几天才会出现过敏反应，后者被称为接触性过敏。

树丛引发的皮疹

我刚开始在于勒沃医院皮肤科工作的时候，还是一名比较年轻的医生。一开始，我在门诊部接诊患者。我曾在那里遇到过一对与我年龄相仿的夫妇，他们身上长了皮疹并备感瘙痒。此前他们去美国度蜜月，以为是在那里被蚊虫叮咬了，因为他们在蜜月之旅中去了几处国家公园。

那时我对美国的昆虫品种知之甚少。充满着不确定和紧张感，我检查了他们的皮肤，发现他们的手上、胸部、大腿和小腿上都散布着 1 ~ 2 厘米大的红点。我不得不向经验丰富的同事请求帮助。在皮肤科，我们会在每天的午餐时间前开个会，医生们会介绍自己目前患者的情况。在我们一起去查看这对夫妇的皮疹前，我向五六位同事进行了简单的情况介绍。我们科室的教授指出，这对夫妇身上的皮疹几乎都呈条纹状，就像是有人用油画笔涂抹在他们的皮肤上似的，这一点很不寻常。此外，我们在这些皮疹上看不到任何叮咬的痕迹。这对夫妇此前去美国旅游的这一信息也十分重要。当所有线索拼凑在一起，经过简短的讨论后，我们认为对他们病症的诊断已经十分清晰了。通过我们的解释，这对夫妇不得不相信引起皮疹的根本不是昆虫，而是由于他们与某种植物的近距离接触。

引发这一问题的植物包括毒葛、毒栎及毒漆树。这些都是美洲大陆上常见的植物，并且这些植物的每根茎上通常都长有三片紧邻的叶子。美国流传着一句民间俗语，提醒人们不要靠近这类植物："见三叶，绕路行！"

这些植物的汁液会给皮肤带来轻度的过敏症状，并且只要接触它们几次，就会开始长出皮疹。而其他能够导致接触性过敏的物质，绝大多数都需要比较长的接触时间，有的甚至需要在几年里不定期地接触才会致敏。能引起我们接触性过敏的常见物质有：金属、化妆品、防腐剂、香水、橡胶制品、树脂、悬篮植物和樱草植物。

在挪威北部，我们已知有一种叫作特鲁姆索棕榈的植物会引起皮疹。它引发人体皮疹的方式和上述夫妇所遭遇的有所不同。首先，这种植物的汁液必须要接触到皮肤。然后，这些汁液还必须暴露在阳光下。当经历过1 ~ 3天的暴晒后，人的皮肤才会开始出现反应。

在皮肤科诊室，我们可以给患者进行皮肤测试，以确认他是否因为接触了某种物质才引起的过敏反应，这种测试就叫作斑贴试验。我们把化学制剂放在若干个硬币大小的贴片内，然后将之牢牢地固定在患者皮肤上，通常放置在患者的背部。这些贴片必须在皮肤上固定两天。有的患者可能会觉得这个时间内的自己像一个背部贴附着很多贴片的大海龟。两天过后，患者会来到医院接受皮肤科医生对其后背状况的"解读"。这时候，患者就会知道他自己是否对不同的物质存在过敏反应：医生会通过观察贴片对应区域内的皮肤是否发红或产生脓液来判断是否出现了过敏症状。实际上，如果患者对染发剂过敏，并且头皮上出现了发痒的过敏性湿疹，那么他背部的斑贴试验也会显示出同样的结果。除非他背部的皮肤从来没有接触过此类染发剂。人体中遍布皮肤各处的迁移性免疫细胞会确保这种情形的发生，并且屡试不爽。如果你怀疑自己对某种乳霜存在过敏反应，你也可以利用这个原理进行自我检测。方法就是，每天在清洁过的皮肤上涂抹这种面霜，并确保每次都涂抹在同一个位置，坚持一周。如果这个位置上的皮肤开始长红疹并发痒，那就说明你很可能对这种产品过敏。

据我的同事说，在美国因为植物而感染皮疹的那对夫妇是一个很有趣的案例。这种植物引起皮疹的案例在欧洲比较少见，因此我们的摄影师同事对此拍了不少照片。我曾在丹麦举行的一个皮肤学科研讨会上展示过这些照片，并讲述了这对夫妇的故事，那是我作为国际讲师的首次亮相。与会者通过我的演讲，获悉了与新近出现的、来自美国的皮肤病患者的过敏症的相关情况。

我怀疑那对夫妇在参与放牧活动期间与那些植物发生过接触，因为他们身体上比较私密的部位也被感染了。

免疫系统过于强大

在网上，我们经常能看到与增强免疫力有关的各类补充剂，例如维生素、矿物质、羽衣甘蓝、海藻、甜菜根、蓝莓、胡卢巴和百里香。我个人并不喜欢这类广告宣传，目前没有任何科学依据证明这些物质可以起到增强人体免疫力的效果。

此外，即使这些物质真的如同广告中所宣称的那样，对于增强免疫力这件事，我抱有极为谨慎的态度。强大的免疫力并不是我们该争取的东西，其实事实恰恰相反，因为它可能会导致不可预见的后果。许多我们称之为自身免疫疾病的病症就是由过于强大的免疫系统导致的。也可以说，拥有过于强大的免疫系统，其代价就是它可能会对人体自身发起攻击，从而形成某种形式的自我过敏症状。你可以把它想象成一场内战，而内战恰恰是最糟糕的一类战争。

自身免疫疾病是由自身的免疫系统对身体内健康的部位发起攻击而导致的。对皮肤而言，就是人体免疫系统开始攻击自己的皮肤细胞，皮肤中的自身免疫疾病包括白癜风、斑秃、水疱症与牛皮癣。

牛皮癣被认为是一种自身免疫疾病，它对皮肤所做的事与细菌感染的过程极为相似。简而言之，罹患牛皮癣的过程就是免疫系统认为自己在皮肤中侦测到了一种细菌，而实际上根本就不存在什么细菌。此时的免疫系统会变得十分灵敏，所以患有牛皮癣的人极难在同一时期再被细菌感染。

细菌性结核病与牛皮癣存在一些相似的特征。首先，结核病患者的皮肤有时候看起来与牛皮癣很相似。有趣的是，治疗牛皮癣的强效药物会增加罹患结核病的风险。此外，罹患结核病的人群中也鲜有牛皮癣患者，以日本的统计数据为例，仅有3‰左右的结核病患者会罹患牛皮癣。在挪威，牛皮癣的发病率至少是日本的10倍以上。这有没有可能是，一部分免疫系统在我们所在的世界区域内的人口中表现得过于强大，而在日本又过于脆弱呢？

牛皮癣——一种自身免疫疾病

牛皮癣是我们所知道的最常见的慢性疾病之一。人体的免疫系统对皮肤发起攻击，以致皮肤产生一种发红、脱皮的炎症反应。牛皮癣是一种皮肤病，但也会对关节造成影响。这种疾病可以在一生中的任何时候发作，可以是人出生的那一年，也可以是人生的最后一年。总而言之，人们首次发作皮肤癣的年龄通常介于15 ~ 30岁之间。牛皮癣会对我们的生活质量造成很严重的负面影响，对于我这样的皮肤科医生而言，没有什么比看到被成功治愈的患者们的满意笑容更感到振奋的了。

牛皮癣无法被彻底治愈，但目前有很多药物可以让皮疹变得不那么明显，也能让症状变得不那么令人厌烦。

牛皮癣患者如果生活在挪威南部地区，他们的症状就会有所好转。挪威和其他一些国家的卫生服务机构会为那些牛皮癣较为严重的患者支付组织疗养的费用，让他们去接受所谓气候疗法。居住在加那利岛上的三周里，主要治疗手段就是日光浴、游泳、体育锻炼与难度提升，绝大多数患者都感觉很有效果。

20世纪80年代，治疗的可选项不如现在的好，有的疗养项目也仅限于年轻人。这些患者通常都会尽可能地遮掩自己的皮肤，不让他人看到。

倡导这种气候疗法的医生们曾告诉我，年轻人在看到自己的皮肤状况显著改善后，他们的心情是多么的放松和愉悦。现在他们可以毫无顾忌地在同伴面前露出自己的皮肤，无论是在同性，还是在异性面前。

"牛皮癣"一词最早是由古罗马医生盖伦提出的，但是他对于这种疾病的描述与我们今天所理解的牛皮癣症状并不一致。盖伦描述了一种常见于眼睑和腹部的皮肤病，与他的描述更相符的应该是"脂溢性皮炎"。尽管医生现在所称呼的很多疾病名称已经被用了很多年，但它们的意思有可能发生过改变。就拿我在前文探讨过的皮肤病——麻风病来说，这个词出现在当今的《圣经》译文中，但是《圣经》用词"tsaraat"或"zaraath"可能是若干种皮肤病的统称，其中也可能包含了皮肤癣。

法国人卡米耶 – 梅尔基奥尔·吉尔贝与澳大利亚人费迪南德·里特·冯·黑布拉这两位皮肤科专家共同对牛皮癣的症状进行了精确的描述，并把它与其他皮肤病区分开来。

教科书中讲过，在所有成年人中，有 2% ~ 3% 的人患有牛皮癣，但是这个比例在不同地区会存在一定的差别。在欧洲，生活在越北部的人，患病的概率就越高。一项来自特鲁姆索的研究显示，那个地区有着全世界最高的牛皮癣患病率，数值高达 11.4%。这个数据来源于自主报告的牛皮癣患者，所以该数字存在着一定的不确定性。一项开展更早，也受国际认可、来自法罗群岛的研究指出，牛皮癣的患病率应为 2.8% 左右。这项研究是在丹麦皮肤科专家贡纳尔·洛姆霍尔特的带领下完成的——他被挪威医学界认为是特鲁姆索地区的第一位皮肤病科专家，曾于 1948 年拜访了2300 多个当地家庭，并与每一位居住在那里的人进行了谈话与检查。

牛皮癣在人体皮肤中的某些物质被自身的免疫系统判定为异物，因而激活了免疫系统，免疫细胞才会义无反顾地冲向皮肤。患者的皮肤会出现炎症反应，此后皮肤开始发红，出现皮屑和瘙痒。表皮细胞开始加速分裂，并在不到一周的时间内就形成新细胞，并开始脱落。这个速度要比正常皮肤表皮的工作流程快 4 倍。

牛皮癣有一个鲜明的特点，皮疹在绝大多数情况下只会在特定的区域内出现：手肘尖端、膝盖上端及头皮上。其他的典型位置就是后背下部、肚脐周边及双手、双脚和指甲上。我们现在对于它们只出现在这些特定部位的情况还没有找到确切的解释，也许是因为这些部位的皮肤有些特殊，或者是搓揉和摩擦才引发这种疾病。

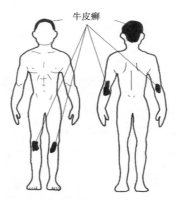

注：人体牛皮癣的高发部位。

毒物疗法

就在我写下这些内容的此刻，我们实际上正在经历一场牛皮癣疗法的变革。

简而言之，用于治疗牛皮癣的药物正在从微小轻盈的分子结构变成更大更重的物质。现代用于对抗牛皮癣的一些分子要比之前用的重 1000 多倍。如果我们把之前的小分子比作蚂蚁，那么现在所用的最大药物就像大象。不难想象，小的物质可以灵便地进入并破坏很多人体的运转流程，而让大的物质同样做到周旋于人体各处可能就没有那么轻松了。

西方医学之父希波克拉底曾在他的记录中提到，硫和砷的化合物曾被用于治疗伤口与皮肤病的乳膏中。高剂量的砷具有致命性，它很有可能是导致了法国皇帝拿破仑·波拿巴死亡的元凶。1806 年，砷的现代用法开始出现在针对牛皮癣及其他皮肤病的治疗中，患者通过饮用含有砷的福勒氏液来治疗，砷还被人们当作体质增强剂使用。这种溶液在 1950 年左右退出市场，部分原因是它提升了皮肤癌的发病率。如果遇到皮肤癌的极重症患者，我会问他们是不是摄入了过量的砷元素。不幸的是，饮用水中的工业砷污染仍会出现在部分国家和地区，例如孟加拉国、印度、南美部分地区。砷还被发现出现在草药及亚洲民间偏方的药物中。1910 ～ 1940 年，砷还被用于治疗性病梅毒。当青霉素得以应用时，配合使用的撒尔佛散的成分中也含有砷。

汞被人们当作药物使用也有着悠久的历史。在罗马时期，它被制成用于治疗伤口的药膏。从 16 世纪起，汞也开始被用于治疗梅毒，用法是作为外用药膏或将其溶于液体让患者饮用。人体产生大量的唾液可能是汞中毒的一种迹象。以前，人们认为唾液分泌的增加是恢复体液平衡的一种很有效的方法，从而可以摆脱疾病，而如今，我们甚至对汞能否用于治疗梅毒都抱有很大的不确定性。从 19 世纪到 20 世纪 50 年代，汞一直被用于治疗湿疹、真菌感染及牛皮癣的药膏。

人们用焦油来治疗牛皮癣已经有数千年的历史，直至今日还在使用。当你进入皮肤科诊室时，依然能闻到焦油所散发出来的独特气味。2000年，我刚开始接受皮肤科医生培训，我总能见到一些毫无耐心的牛皮癣患者在接受全身的焦油治疗。这种治疗通常会结合光疗（紫外线光）一起进行。来自松树的木焦油在希波克拉底的描述中，是可以用于皮肤病治疗的。但就在 19 世纪，木炭焦油出现了，也就是所谓无烟煤焦油。由于它的产量巨大，所以很快就被用于生产治疗牛皮癣的药物。煤焦油中含有数千种不同的物质，并对炎症反应、感染和瘙痒有镇静效果。焦油洗发液仍在被人们用来治疗头皮处的牛皮癣，并且是可的松制剂的一个优质替代品。

偶然发现的牛皮癣新疗法

1946 年，美国医生西德尼·法勃尔成功地对患有血癌的孩子实施了化疗。而与此同时，可的松也显示出了在治疗关节炎方面的强大功效。针对细胞的实验室研究表明，法勃尔应用于化疗的细胞毒素药物中也含有可的松——它们的疗效相似，并且有助于治疗关节炎和牛皮癣。1958 年，这种细胞毒素经过进一步的研发被制成了我们今天所知的"氨甲叶酸"。1972年，氨甲叶酸在美国被批准用于牛皮癣的治疗，但所用剂量要比用于治疗癌症小得多。

时至今日，氨甲叶酸仍作为一种治疗牛皮癣的药剂，被广泛使用且药效良好。其所含成分在细胞分裂与皮肤、关节炎症方面具有镇静效果。氨甲叶酸的服用频率是每周一次，并且患者必须接受定期的医学检查与血液化验。氨甲叶酸可能会引起恶心等不适症状，并对服用者的肝脏造成长期的损伤，还可能导致类似哮喘的副作用、血细胞生成量降低，并且患者在服药期间不可以摄入酒精含量较高的食品或饮品。但如果方法得当，它是一种很多患者可以常年服用的安全药物，不会引起任何问题。

另一种治疗牛皮癣的药物于 1969 年正式问世。这还是因为汉斯·彼得·弗雷在那一年来挪威度假，他是瑞士山德士制药公司的一名生物学专家。当这家公司的员工度假时，他们会习惯性地带上用来收集生物材料的塑料袋。在奥斯陆，弗雷和他的妻子租了一辆车，经哈当厄一路驶向伯尔根方向的里克斯路 7 号。9 月 3 日，他们夫妇二人驾车来到位于约特伦湖与杜拉努特之间的区域，该地海拔约为 1200 米，他们停下车开始拍风景照，并且还采集带走了当地一些名为"甲苯磺隆"的真菌。

他们回到瑞士以后，对这种真菌的样本进行了分析。在这家制药公司的实验室里，研究人员发现这种真菌具有生物学疗效，并在 1973 年用它制出了药物"环孢菌素"。很快，人们就发现这种药物可以作用于人的免疫系统。肾移植受体患者于 1978 年首次使用了这种药物，并且研究人员很快在大量的关节炎与牛皮癣患者中展开了药物测试。它对关节炎几乎没有任何疗效，却使牛皮癣患者收获了快得惊人的疗效。此后人们又对该药物展开了几项研究。1990 年，该药物经美国批准用于对牛皮癣病症的治疗。此外，牛皮癣患者通过服用此药物产生了十分良好的疗效。这一发现也进一步证实了牛皮癣确实是一种免疫性疾病。

当细胞成为制药厂时

胰岛素是一种产生于胰腺的激素，它可以降低人体血液中的葡萄糖含量。患有糖尿病的人需要补充胰岛素来维持他们的血糖稳定。从 20 世纪 20 年代起，人们开始从动物体内提取胰岛素，并且这种激素可以被售卖，而直到 1982 年化学家们才开始在实验室中生产胰岛素。这在我们能制造出什么样的药物这件事上是一个重大转折点。而现在，我们已经可以通过活细胞（通常是细菌）来制造药物。

目前，绝大多数药物都是小分子结构，并且最初发现它们通常都是在植物或真菌中。此后，经由化学家在实验室中的研发，最终把它们制成药物。遵循这一流程的药物有扑热息痛、乙酰水杨酸及抗抑郁药物。这些小分子结构的药物极易被肠道吸收，并通过血流分配至全身各处。这些药物通常都能够产生疗效，但也在某种程度上阻碍了人体内的一些运转进程。

由于人体是由数以亿计的细胞构成，细胞之间必然存在沟通机制。其中一种途径就是神经递质在细胞间的液体中流动。20 世纪 80 年代，人们通过活细胞生产药物的原理，与人体自身的这种神经递质沟通方式十分相似。药物不仅可以抑制人体的运转流程，还可以对其进行刺激。借助与复杂生物学流程及现代制造技术有关的新知识，我们已经可以制造出体量更大的药物。然而，这些药物无法被人体的肠道吸收，因此需要通过注射或输液的形式给药。这些药物进入人体后，打击目标精准，并且不会轻易引起人体其他部位的副作用，所以通常比其他类型的药物更安全。

像这种类型的药剂，我们现有将近 1000 个不同的种类，它们通常被称为生物药品或生物制药药品。因为它们都是来自诸如细菌或经改良的动物细胞这样的生物性（"活体"）来源。目前市面上许多比较昂贵的抗癌新药都属于这种生物药品范畴。在众多最畅销的生物药品中，我们找到了可以治疗牛皮癣的药剂，这种药物可以通过抑制"肿瘤坏死因子"（TNF）的效用来减少皮肤中的炎症反应。患者可以每 14 天自行注射这种药物，或者直接去医院接受静脉输液。治疗牛皮癣的生物药品会引起副作用吗？由于这些药剂如此有效，许多人对用药表示非常期待。实际上，令人意外的是，这种药非常安全。然而，它还是会引起一些副作用，其中，最知名的就是会提升罹患传染病的风险，特别是结核病。这意味着所有接受这种药物治疗的患者必须先接受结核病检查。免疫系统对预防癌症起到了重要的作用。因此，生物药品是否会提升罹患癌症的风险呢？到目前为止，尽管收到了一些显示二者之间存在关联的报告，但癌症似乎是一种极为罕见的副作用。2009年，药物"伊法利珠"被撤出市场一事揭露了用以治疗牛皮癣的生物药品究竟存在多大的潜在危险。该药物退市的原因是它引发了一种罕见的脑部疾病：当免疫系统被抑制时，有4名处在用药期的患者，他们体内的病毒被重新激活，并最终导致了脑部疾病。

就像你看到的，针对牛皮癣，我们有很多可选择的治疗方案。选择哪种疗法取决于疾病的严重程度、患者的预期疗效，以及从实际出发，了解患者所患的其他病症、与用药相关的可能出现的副作用，以及权威的指导意见。治疗牛皮癣的生物药品价格高于其他药物，每名患者每年可能要为这类治疗支付数万元的费用。绝大部分患者认为，只要这种药物可以让他们获得更高的生活质量甚至是达到百分之百的治愈率，并能永久地摆脱牛皮癣带来的困扰，这个价格还是可以接受的。在不久的将来，会有越来越多的治疗牛皮癣的药物。我认为日后的疗法将能够根据每一位患者的神经递质的具体情况，变得越来越个性化，做到因人而异、对症下药。

皮肤病教学如何展开

我作为讲师，向医学生们传授与皮肤病相关的知识已经有10多年了。挪威的医学专业总学时长达6年，而大部分人都是在刚成年，也就是20岁左右开始学医。在奥斯陆，针对皮肤病的教学被安排在了第三年。尽管他们都是在大学学习，但其实很多教学活动都是在医院进行的。教学过程中有公共课，也有6～8名学生为一组的小班课，课上会邀请真正的患者参与。在这样的分组环节中，学生们的重点通常是作为一名医生，如何对患者进行诊断。

许多人认为皮肤科医生的工作就是看一看患者的皮肤，然后很快就能认出他所患疾病的名称，甚至连其他科室的医生也会时常请我们"看一眼这个皮疹"。对于这样的误解，皮肤科医生感到不胜其烦，因为我们的专业所包含的远远不止快速的面诊。当然，有时候我们确实可以一眼就看出患者的皮肤变化，但总体来说，情况远比这样要复杂得多。皮肤科医生通常会看到都是一些良性的皮肤癌、疣、荨麻疹、过敏反应及各种类型的疮，但是有些不同的皮肤病可以看起来非常相似。此外，同样的疾病也有可能呈现出很多种不同的变体。我们必须使用除了视诊以外的方法进行检查，而最重要的事就是倾听患者所说的话。

要对一种皮肤病进行诊断，医生必须将这个诊断流程分为至少两个阶段。首先，我们需要与患者进行交流，患者此前的经历绝对是至关重要的。皮疹是什么时候开始出现的？皮疹最先出现在身体的哪个部位？你感觉疼还是痒？它是产生脓液还是皮屑？你的家里有没有其他人也患有这样的皮肤病？你有过敏史吗？你近期在用什么药？你是做什么工作的？

这些都是皮肤科医生看诊时会问到的部分问题。这种病的病程与患者个人的感受，对我们做出最后的诊断并提供正确的治疗方案尤为关键。

在教学过程中，我会尽可能多地邀请已经在皮肤科问诊过一个小时或是已经被接诊的患者。案例的情况与现实生活越接近，学生们学到的也就越多。此外，患者们也常能在这个过程中学到东西，有时甚至还会获得全新的诊疗方案。

诊断流程的下一个阶段就是描述患病皮肤的性状。要想描述出皮肤的情况，我需要先把用来描述不同类型皮肤变化的词汇教给学生，这就是所谓开花学说，它本来的意思是皮肤上状似开花，意在把皮疹与花朵进行比较。这听起来很美妙，但是对患者而言并不能令其感到丝毫的安慰。

用词汇去描述皮肤有助于我们对皮肤进行解读，因为描述的过程会提升我们的洞察力。通过学习描述皮疹的一套固定顺序，我们会记住应该先看什么、后看什么。首先，学生必须能够做到对患者的皮疹所在的身体部位进行复述。不同疾病所长出的皮疹，使得患处的皮肤变化也不尽相同。牛皮癣多出现在手臂的伸侧，而异位性湿疹则通常会出现在手臂的屈侧，许多其他的皮肤疾病也会大概率出现在人体某些特定的部位。此外，他们还必须通过观察，描述出患者的皮疹是否对称。如果患者仅有一侧手臂上出现了皮肤的变化，而另一侧没有——是的，这种情况很明显就是由某种外部原因造成的，例如对某种化学物质的反应、蚊虫叮咬或者皮肤感染。如果患者的皮疹是对称的分布，简单来说，那病灶就极有可能是在身体的内部。

皮疹是什么形状的？是椭圆的还是线形的？

除此以外，我还会要求我的学生们描述更多的细节。你看到的皮疹是什么颜色的，深浅程度如何？深红色、粉色、橙色还是有些发棕？皮疹与周围皮肤相比有没有凸出来？你能看到瘢痕吗？患处脱皮吗？是否有水疱？如果有，水疱里面是什么——清澈透明的液体还是膏状物？在牛皮癣患者的皮肤上，有时候那些皮疹会非常密集，患者的手掌和脚底处会出现内含膏状物的水疱（"脓疱掌"）。学生们第一次看到这样的皮疹时，会很自信地建议使用抗生素进行治疗。当我们看到脓液时，会很自然地认为这是一种皮肤感染。但是脓液中含有的绝大部分都是已死亡的白细胞，因此，皮肤中的脓液体现的是患者极度活跃的免疫系统，而不是感染。此处恰当的治疗不应选取抗生素，而应采取免疫抑制疗法。

　　有皮屑说明所患皮肤病只是位于皮肤的浅表处。风团病（荨麻疹）则不会引发皮屑的生成，因为它主要是有液体积聚在真皮层中。另一方面，我们最常在湿疹和牛皮癣的患处见到皮屑，这是因为患处的炎症反应促进了表皮细胞的产生。

　　学期结束的时候会有一场关于皮肤病的考试。数十年来，这种考试都是以口试的形式开展的，其间学生们要对患者进行检查，并由教授和考官共同旁听，此后便是针对该患者病症的一场问询，整个过程通常会持续 45 分钟。我至今都记得自己参加这场考试时的场景，分配给我的患者患有手部湿疹，而在整个看诊过程中，我的双手也始终汗涔涔的。

　　这种考试现在已经改版了。首先，所有学生需要先通过一场笔试，内容通常是课本题目与他们需要阐述的皮疹图片相结合。他们需要回答引发这些疾病的原因，以及相对应的诊断、疗程与疗法。我估计那些准备好参加这项考试的学生需要熟悉约 200 种皮肤病。此外，我们现在还会为所有学生安排一场比较简短的口试。我们会安排人员来扮演患者，然后对学生询问患者的过程进行观察。专业术语把这个叫作记忆录取。由于扮演患者的人本身没有皮肤病，我们会准备出相应的照片，有的是痣，有的是皮肤溃疡或者红疹。

　　很快，这些忙碌的年轻人就会投身到对新的人体器官和科目的学习中。长达 6 年的医学生的孕育过程就要接近尾声了，一名新的医生很快就要"诞生"了。

汗腺

　　前面我已经讲过人类汗液的功能对调节体温十分重要，但是要想弄明白常见于年轻人身上的排汗疾病，我们还需要多了解一些与汗腺是如何工作有关的事。

最常见的汗腺被称为外泌汗腺，是一条条长为 2 ~ 4 毫米的纤细管道。它们生长于真皮层底部或皮下组织中，并会在皮肤表面排空。在最底部，这些管道就像一个缠绕起来的小线球，水、无机盐和其他成分会被运输进这些管道，而在体外的一部分盐又会被运回体内，这个过程与肾脏的工作极为相似：首先，体液被"过滤"出去，然后一些物质会被运送回身体。结果就是汗液中所含盐分比体液中稍微少一些。

实际上，皮肤中汗腺组织的数量应该与一颗肾脏的相当。

汗液中含有什么呢？它的功能又是什么呢？

汗液里主要是水分，并且就像之前提到的那样，它最重要的功能就是降低体温。此外，排汗也含有其他作用。皮肤表面的酸碱值要低于身体其他部位，因此皮肤是偏酸性的，酸碱值通常在 4 ~ 6 之间，而身体其他部分的酸碱值一般为 7，呈中性。汗液中的一些物质，例如乳酸和氨基酸会帮助维持皮肤正常的酸碱值。普通的、"良性的"皮肤细菌最喜在皮肤的酸性环境中茂盛滋长，而可能引起湿疹的葡萄球菌则更喜欢酸碱值呈中性的皮肤环境。人们一直认为皮肤的酸度会抑制细菌的滋生，最近这些年，酸碱值在维护完整的皮肤屏障方面的重要性才引起人们的注意。由于患有异位性湿疹的人通常比别人出汗少，因而他们皮肤上的乳酸也会比较少，酸度会降低。因此，使用含有乳酸的保湿剂对这些患者是很有益的。在痤疮中比较活跃的细菌也更适应酸碱值呈中性的皮肤环境。由于市面上许多种类的香皂会改变皮肤的酸碱值，因此过度地使用香皂洗脸也会导致面部长出更多的痤疮。

汗液中不仅含有水、无机盐（氯化钠）、钾、乳酸、尿素和氨基酸，还含有能够对免疫系统构成影响的物质。这些对皮肤究竟有多重要，我们目前尚不知晓，但是它们很可能有助于确保皮肤上的细菌滋生维持在一个适度的水平。

许多其他低浓度的物质可以通过汗液排出体外，其中一个例子就是糖。正常人汗液中的葡萄糖浓度是血液中的1%，糖尿病患者血糖含量很高，而这也会导致他们汗液中的葡萄糖水平稍高一些。汗液中的糖分会在一定程度上促进皮肤上的细菌滋生，这也是糖尿病患者更容易罹患皮肤感染的原因之一。

糖尿病会降低人体排汗的能力。排汗是由神经调节的，而糖尿病最终会导致神经的损害，这也是为什么糖尿病患者应该注重足部护理——由于排汗较少，他们的双足皮肤会比较干燥，而这有可能会引发湿疹或局部的皮肤皲裂。

"囊性纤维化"是一种罕见的、高发于肺部的疾病。每年约有1/4000的北欧儿童天生就患有这种遗传性疾病。这导致了很多问题，而其中最严重的一个就是肺部感染，一些症状比较严重的则需要在成年以后接受肺部移植手术。这种疾病是遗传性的。这意味着所有进出人体细胞的氯离子和钠离子都是有缺陷的。这会对很多身体功能构成影响，还意味着这类人群的汗液中会含有更多的此类物质。因此，我们通过测量汗液中的盐浓度来建立对囊性纤维化的诊断。有时候，家长发现患有这种疾病的孩子所排出的汗液非常咸。

我们什么时候会出汗

当身处环境温度过高或我们的肌肉处于活跃状态时，我们会通过排汗来降低体温。当我们感到有压力、血糖低、遭到感染、激素调节紊乱或是处于怀孕和更年期时，会出更多的汗。

排汗的调节是由大脑中一个叫作脑垂体的腺体控制，脑垂体中敏感的神经细胞会记录血液的温度，此外皮肤中的温度感应器官也会给大脑发射信号。我们可以这么理解，脑垂体在人体中的其中一项工作任务就是扮演人体的恒温器。这个恒温器会通过神经向汗腺、血管与能够牵动毛发的小肌肉发射信号。

当感觉到热时，我们就会出汗，更多的血液会流向皮肤。此外，皮肤上的汗毛会"躺平"，以便于外部的气流能够更接近皮肤。这些实际上能够对人体的降温起到多大的帮助作用尚且存在争议，但是这样的机制对动物而言是非常重要的。当外部环境寒冷时，就会发生相反的现象：我们减少排汗，血液向体内流动，皮肤变得苍白，并且汗毛会在皮肤上竖立起来。

能够控制我们汗毛活动的小肌肉叫作竖毛肌，即能够让汗毛竖起来的肌肉。它们让汗毛立起来，以至于皮肤上会出现一些形状不规则的小隆起，这样的隆起被称为鸡皮疙瘩，它们在我们的手臂上最为常见。不仅仅只有感到寒冷时我们才会有鸡皮疙瘩，当我们流露出强烈的情绪时也会有，比如我们感到愤怒、恐惧或者被音乐触动时。

神经遍布我们全身数百万个汗腺。神经本身是不会出汗的，但它们可以通过发信号的方式让汗腺分泌更多汗液。神经是借助一种名为"乙酰胆碱"的物质——人体中诸多神经递质中的一种，来完成信号传递的。你可以管它叫信使，它被储藏在神经末梢处的小口袋中。来自大脑的电子信号会让这些储存着乙酰胆碱的小口袋在汗腺周围倾囊而出，以此来刺激排汗。一种名为"肉毒杆菌"的毒素，也就是我们常说的肉毒素，可以阻止乙酰胆碱的释放。

多汗症——当出汗成为一个问题

排汗量是因人而异的。约有 3% 的人的排汗量大于所需，所以这一点很恼人，这种情况通常被称为"多汗症"（hyperhidrosis）。多（hyper）意为大量，汗（hydrose）意为出汗。那些患有多汗症的人每天不得不更换好几次衣服。他们的手掌会滴出汗水，袜子和鞋也会变得很湿。

多汗症不是由压力引起的，压力只是诸多诱因中的一种。多汗症患者出汗前毫无预警，并且没有什么规律。多汗症似乎是遗传性的，因为约有 80% 的多汗症患者表示，他们有家人存在同样的症状。我们在一个日本家庭中找到了导致这种疾病的基因缺陷。绝大多数的多汗症始发于 25 岁之前，如果是从童年时期开始的，病症体现最严重的部位一般都是手掌和足底；如果是从青春期时开始的，最典型的排汗部位则会是腋下。其中，十分奇怪的一点是，右侧腋下的排汗量往往会大于左侧，对此至今都没有人能给出一个合理的解释。多汗症患者在炎热和寒冷的天气里都会出汗，并且症状会贯穿终生，在各种激素条件下也表现得相当稳定。除此以外，多汗症患者通常来说还算健康，并且晚间的排汗量会相对减少。患有多汗症的人，他们所排出的汗液不会散发出很大的气味，这可能是因为他们的排汗量过大，汗液冲刷掉了气味，并稀释了皮肤上的细菌。

现在你可能会想知道自己是不是也患了这种病。我们中的许多人有时出汗也很多，有几种迹象可以把多汗症与正常的排汗进行区分：如果你开始在晚间大量出汗，你可能就需要去看医生；如果你能在自己的指尖看到汗珠，或者你出汗多到汗液会从手掌或手指上滴落，这些现象都指向了多汗症；如果在安静休息的时候，你腋下形成的汗渍面积超过 5 平方厘米，那么你的出汗量很可能已经远远超出正常水平了。

治疗多汗症有好几种方法。氯化铝可以起到很好的疗效，特别是针对腋窝处的排汗。这种物质可以通过形成类似于栓塞的方式对汗腺靠近体外的部分起到阻隔作用，并且使用几天后就会显现出一定的效果。在一项近700名多汗症患者参与的研究中，约90%的患者都对氯化铝疗法表示满意。不幸的是，目前尚不能确定如果长期使用这一疗法是否会对患者的健康造成伤害，并且一些研究表明，使用这种疗法会提升罹患乳腺癌与痴呆症的风险。我们对于这个结果的真实性是不确定的。据我所知，目前，世界上还没有哪个国家的卫生权威机构禁止使用此类药物。

针对手掌与足底的大量出汗，可以使用所谓"电离子透入疗法"进行治疗，这是迄今为止已经使用了70多年的一种电子疗法。简而言之，就是把患者的双手或双脚分别置入分隔开的水浴中并加入弱电流，水中的带电物质会被导入汗腺。我们目前尚不清楚这种疗法能够使人体减少排汗的原理，但神经中的电子脉冲既然可以刺激汗液分泌，那么这种疗法应该也可以达到对其形成阻碍的效果。

还可以选择服用一种名为"奥昔布宁"的药片，它可以降低乙酰胆碱在患者体内的作用。不幸的是，它的效果不仅仅是减少排汗量那么简单，它的副作用包括令人感到口干舌燥，视力也可能会出现问题，更为不幸的是，胃部与泌尿系统的问题会很常见。然而，依然有人能够很好地服用这种药剂。其实，如果能有一种仅会对导入汗腺的神经脉冲形成干扰的疗法就更理想了，而且这种疗法也真实存在，它就叫作肉毒杆菌。这种药物最知名的用途就是麻痹较小的面部肌肉以达到减少皱纹、平滑肌肤的效果，但其实它对多汗症也具有改善作用。在治疗过程中，医生会用细针将肉毒杆菌刺入出汗较多的部位。一个手掌上就可能遍布着四五十根针，如果在不进行麻醉的情况下接受这种治疗，会是非常疼的。

此后的 4 ~ 6 个月内，患者的出汗量会大幅度减少。这种疗法十分安全，并且罕有副作用。

神经毒素肉毒杆菌

让我们停下来聊一下肉毒素。

肉毒杆菌是一种药物的名称，它是由细菌肉毒梭状芽孢杆菌制成的。肉毒杆菌中含有肉毒杆菌毒素，直到 1970 年它才被作为药物使用，而后用于治疗眼部肌肉痉挛。1989 年，这种药物经美国批准用于上述治疗。两年后，在一家制药公司以 900 万美金的价格买下肉毒杆菌制药权后，它就正式被用于抗皱的治疗。

这是一项非常明智的投资。

针对额头处"皱纹"的治疗在 2000 年之后即通过审批，这让肉毒杆菌的使用取得了巨大的成功：2000 ~ 2015 年，其使用量提升了近 800%！为除皱纹的患者注射肉毒杆菌的医生们后来才得知，有些人注射肉毒杆菌后面部的排汗有所减少。这一消息为如今把肉毒杆菌用作多汗症的治疗奠定了基础。逐渐地，人们还发现肉毒杆菌对许多其他病症也具有一定的疗效，例如偏头痛和膀胱过度活动症。

肉毒杆菌是一种很强效的毒药，即使很小的剂量也可能致命。在大脑以外，这种毒素不仅可以作用于汗腺、唾液腺与肌肉，还会对心肌、肠道与泌尿道产生影响。如果有人中了这种毒素，有可能会发生呼吸肌麻痹，还可能出现包括眼肌麻痹、口干舌燥、吞咽与讲话困难在内的其他症状。这样的中毒症状被称为肉毒中毒，并且十分罕见。1977 ~ 2012 年，根据记录，挪威共计发生过 48 例由肉毒杆菌导致的中毒案例，以及 1 例死亡案例。

用于制造这种毒素的细菌被发现于土壤中并且不需要空气即可存活。在挪威，这种细菌最常见的来源便是三文鱼和腌肉，其次是罐装、熏制或真空包装的食品。实际上，肉毒（botulus）一词在拉丁语中的原意是肉肠。近年来，发生在挪威的肉毒中毒案例大多是由使用不洁的注射器或不洁的麻醉用品导致的。这种细菌可以在伤口中存活，因而这种毒素也可以被排进血液中。

蜂蜜中可能含有能够产生这种毒素的细菌，而婴幼儿的免疫系统是无法应付这种细菌的，因此婴幼儿不应该食用蜂蜜。

满脸是汗的年轻女子

有一天，我们的诊室接诊了一位 21 岁的年轻女子。她的半张脸长满了充盈着液体的小水疱，皮肤发红并伴有疼痛。如果这是位 80 岁的老太太，那么我从 5 米开外就能诊断了——她得的肯定是带状疱疹，俗称缠腰龙。

可这种病在年轻人中是极为罕见的。

引发带状疱疹的是我在前文讲过的水痘病毒。在被感染后，这种病毒会隐藏在神经细胞中，并且通常是深深地藏在一种会引发皮肤疼痛和触觉的细胞中。这种病毒会偶然在它的藏身之处被唤醒，被唤醒的原因可能是人体的免疫系统变弱了，例如处于压力上升、年龄增长或正在服用免疫抑制类药物期间。最常见的情况是，这种病毒是意外被激活的。这种病毒会沿着神经一路向皮肤进发，很快它会在皮肤上冒出来，并引发皮疹和水疱。由于这种病毒只会出现在人体的一小部分神经中，所以皮疹也几乎总是长在身体的某一侧。你可以看到它长在半边脸上，或从背部开始，像一条带子一样水平方向地向腹部蔓延，或长满半条手臂。

　　来找我们的这位女孩长疱疹可能已经有一段时间了，脸上呈现出了不同批次的出血和结痂，她说这是从一周前开始的。我给她开了一些药片、止痛药，并建议她试着轻柔地去除结痂，然后在上面涂抹一些创伤药膏。

　　几周后，她的情况有所好转。不幸的是，她的脸上留下了几处瘢痕，并且还是很疼。所以，我在接下来的几个月中收治了她。一段时间以后，她出现了一种奇异的后遗症：食用口味比较重的食物时，通常是比较酸或是咸的食物，她就会开始出汗，并且之前长过皮疹的部位会开始发红。因此，进食成了她面部出汗的诱因之一。

　　这一点很不寻常，我们不得不为此去咨询神经科专家。这种病毒很可能摧毁了本该通往汗腺的神经，现在那些本该通往唾液腺的神经替补了这个位置。当神经死亡后，它们曾经途径过的通道会被保留下来，新的神经会在那里生长，因此这些本来应该促进唾液分泌的食物导致了汗液的产生。这位患者不得不转诊去了神经科医生那里。

　　顺便提一下，由食物和饮料引起的发汗并不罕见。酒精、辛辣食物和酸味食物都可能导致嘴唇周围、面颊及额头处的排汗增加，口味过重的话，膝盖也是可能出汗的。

排汗——自愿排汗

　　绝大多数情况下，我们会把出汗归结为一种不太愉快的体验。但是有些人特别愿意去那些可以让我们出很多汗的地方，并且十分享受——我是说桑拿。芬兰人以他们的桑拿文化而闻名，并为这个世界创造了"桑拿"

这个词，但是自愿排汗的行为在世界其他很多地方也很普遍。

美洲印第安人会用火把一些石头加热几个小时，然后把这些石头推进帐篷里，之后再把它们抛进水中。几秒钟之后，这个帐篷内就会被蒸汽和热浪填满。我们也听说过罗马浴室和中东澡堂。日本人有他们自己的温泉浴，俄罗斯人有大浴场，而在墨西哥，这种场所被叫作露天浴场。

有些人可能会以为桑拿浴只有在寒冷的地方才最常见。但是在 20 世纪五六十年代，芬兰人作为联军来到塞浦路斯，他们在那里也建了桑拿房。难道地中海地区对这些北欧人来说还不够温暖吗？首先，我认为这些士兵是把桑拿房当成了一个社交聚会场所。但可能还有另外一个原因，就是当你坐在一个很热的桑拿房，而出去以后来到一个温度较低的环境里时，你会感到很凉爽。白天的时候，令人不太舒服的高温环境会在一场汗蒸之后变得舒适凉爽——温差的变化应该是一个很重要的原因。

主动排汗能够在中东地区如此盛行的一个原因就是人们的汗腺可以得到锻炼。通过常规性的排汗，人们的排汗能力会得到增强，此后汗腺就能够更好地应对炎热的天气。

喝热茶也可以帮助身体降温。被吸入身体的热度会让我们的身体认为它高于应有的体温了，我们就会通过排更多的汗使身体降温。

桑拿浴是健康的吗？我认为很难给出一个确定的答案。在日本的一项涉及具有心脏病风险的 25 名男性的研究中，通过蒸桑拿，他们的血管变得更为柔软，并且供血状况也变得更好。在芬兰的一项研究中，研究人员收集了 2300 多名常年蒸桑拿的男性信息。那些蒸桑拿最为频繁、一周去 4 次以上的人患有心脏病的概率比其他人要低很多。但这些研究结果并不能让我们得出桑拿浴对人体有好处的结论，因为患有心脏病的人去蒸桑拿的频率本身就比健康的人低很多。尽管研究人员在他们的计算中也把这些因素考虑进去了，我们仍旧不能得到肯定的结论，这类研究必须谨慎为之。谁会如此频繁地蒸桑拿？也许那些蒸桑拿的人本身就活得更健康呢？

桑拿浴可能对心脏有好处，或许出汗有助于身体的清洁？有证据表明，例如砷、镉、铅和汞这些物质可以通过汗液排出体外，而人体可以借助较为频繁的桑拿浴更快地摆脱这类有害物质？

蒸桑拿会减少精子的生成吗？意大利的一个研究小组对此展开了调查。10 位每周蒸两次桑拿的男性在开始蒸桑拿的三个月后出现了精子生成减少的情况。在他们停止蒸桑拿的 6 个月后，他们的精子生成数量又回到了他们开始蒸桑拿之前的水平。这个结果很意外吗？睾丸被设计得悬于体外就是为了避免温度过高。当睾丸的温度比体温低 2℃ ~ 8℃时，它们具有最佳的生成精子的能力。这一规律适用于绝大部分的哺乳动物，而树懒、大象和犀牛是例外，因为它们的睾丸在胃里。

汗腺炎是什么

汗腺炎通常会出现在顶泌汗腺（又称大汗腺）的分布区域内，这是第二种类型的汗腺。这种汗腺在很多动物的身上很常见，但是在人体上，这种汗腺的分布则仅限于腋下、腹股沟、肚脐与乳头的周围，它们会在靠近毛发根部的位置排空。这种汗腺在受到性激素的刺激后，会在青春期开始生长并变得越发活跃。从这些部位排出的汗液会很油腻，并且除了汗液应有的成分外，还含有脂肪酸与激素。基本上，汗液本身是没有气味的，但是它含有皮肤细菌所喜欢的脂肪，当汗液被皮肤上的细菌分解后，就会散发出气味。实际上，我们并不确定这些汗腺对人类的作用，也许我们根本就不需要它们。

此前很长一段时间，人们都认为汗腺炎是由顶泌汗腺的炎症引起的。然而，通过分析该疾病早期阶段的患处皮肤，我们发现炎症仅出现在毛囊的外部而不是顶泌汗腺所分布的区域。毛囊的炎症导致毛发与新生的皮肤在深处形成堆积。最终它们变成一小块发炎区域并逐渐发展成一个大丘疹或脓肿。

那么，汗腺炎多发于顶泌汗腺较为集中的皮肤区域又是为什么呢？这很可能仅仅是因为这些区域内的毛囊更容易感染炎症。有一个新理论认为，触发这种疾病的原因是顶泌汗腺的缩小和消失。也许缺少汗液是这种疾病的病因？或许油汗本身对毛囊有益，而当这些汗液消失后该处的皮肤就会发炎。我们以后或许会找到答案的。

我们所知道的是，这种病通常始于成年初期，并且在女性、超重人士及那些吸烟者或曾经吸烟的人身上较为常见。这种疾病还会遗传。治疗这种病很困难，最有效的治疗方法就是通过外科手术切除患病区域内的皮肤。另一种选择则是尝试使用免疫抑制疗法。

这种疾病很常见，约有 1% 的成年人患有这种病症，程度或轻或重。或许你就认识汗腺炎的患者呢，下一次当你注意到自己的腋下或腹部有体味或不明液体，你就不会认为这一定是由于个人卫生情况差导致的——这有可能是汗腺炎。

人类的体味

人类的体味有几种不同的来源，最主要的就是来自腋下和腹部的汗腺。但是遍布全身的普通汗腺，以及皮脂腺的分泌物也为形成人体体味做出了贡献。我们散发出的体味取决于我们的饮食结构、遗传差异、所服用的药物及所患有的疾病。

当脂肪酸、氨基酸与其他物质被排出，并且到达皮肤表面时，它们会成为皮表细菌的食物，体味就是在这个时候形成的。你可能已经注意到，新鲜的汗液并没有什么气味，但是在体表停留几个小时以后的汗液所散发出的臭味就会刺激你的鼻腔。所有人都有属于他们自己的独特体味，成年以后几乎不再发生变化。但是到了 70～90 岁，这种体味又会产生变化。或许你已经注意到，老人的身上会散发出一种特殊的老人味。

亚洲人比其他人种的体味轻不是一个谜。2011 年，德国的一个研究团队发现了一种基因，这种基因能够形成一种决定腋下汗腺活跃度的蛋白质。这种无体味基因变体在亚洲最常见，但在世界其他地区则极为罕见：韩国（100%），中国（80%），日本（69%），泰国（64%），美洲原住民（30%），菲律宾（23%），俄罗斯（5%），非洲（0%）。有一个理论说，这种无体味基因变体来源于 40000 年前的蒙古族部落。几代人以来，携带这种基因变化的人被认为更具吸引力，并且拥有更多的子孙。因此，成百上千万的人现在仍携带着这种基因。

剃除腋窝处的毛发在女性中最为常见，但现在越来越多的男性也开始这么做了。这么做的动机是为了尽可能保持腋下清洁、无异味。但问题在于，剃除腋下汗毛对消除气味是否有效。早在 1953 年，研究人员就证明剃除腋窝处的毛发有助于男性减轻体臭。2015 年，宝洁公司，也就是吉列剃须刀制造商的拥有者，开展了一项与之相似的研究。这项由 30 名成年男性参与的研究表明，剃除或用脱毛蜡去除腋毛均可减轻体臭，并且这样的效果在剃除或用脱毛蜡后的前几天内最为明显。而对于仅剪掉靠近腋下皮肤的毛发的男性而言，这样做并没有什么效果。也许刮擦腋窝皮肤的表面比去除毛发要重要得多。

　　数个世纪以来，医生们都在通过人体的体味、尿液、呕吐物与粪便来诊断疾病。而现在，这些已经成为比较少用到的辅助手段。作为一名皮肤科医生，有时我可以闻到腿部细菌异常活跃的溃疡所散发出的独特气味；糖尿病患者则会散发出一种水果气味；患有肺炎或肺结核的人，他们的口气会比较熏人；而据说霍乱病患者会散发出一种鱼腥味。

　　一些研究人员认为，在不久的将来，我们可能会发明出一种电子仪器，它可以接收不同的体味信息，并据此做出相应的诊断。这种嗅觉仪器可以被安装在医院的患者候诊区，这样一来，患者们在互相传染多重耐药性的细菌前，就可以接受治疗，又或者这种仪器可以用于对癌症的诊断。也有一些报告指出，狗能够闻到黑色素瘤及其他类型的皮肤癌。

　　气味会把人们连在一起。一项于 1994 年进行的实验表明，约有 3/4 的新生儿在被放到妈妈的腹部上后，在离双乳距离相等的情况下，会自发地选择向未经清洗的那个乳头靠近。新手妈妈能够在宝宝出生两天后，通过气味识别出自己的孩子。新手爸爸也同样有希望做到：他们能够在新生儿出生两周后，通过气味从很多孩子中认出自己的孩子。

　　有证据表明，女性的体味偏好会让她们倾向于选择拥有与其自身免疫系统不同的男性。这一点很符合逻辑：这样的结合会使他们的后代具有更多元的免疫系统，有利于新生儿的存活。

　　近几十年来，我们听说过，"信息素"这种气味可以作为人和人之间的一种很强烈的信息物质，不通过其他物质就能构成性吸引，更有甚者，彼此居住得比较靠近的女性最终会形成同步的月经周期。这种信息素的重要性可能仅限于人类之间，因为我们人类的嗅觉器官——"犁鼻器"，在人体内的工作效率非常低。与之相比，爬行类与啮齿类动物却从这个额外的嗅觉器官上受益匪浅。

下腹部的皮肤

嗅觉与记忆紧密相连。你是否有过这样的体验：嗅觉可以开启你对某件往事的回忆？比如年轻时爱人身上的气味会激发你愉快的记忆，你前女友的香水味会立刻引发你的忧郁。

做爱或许是人们做的最重要的事。因此，也难怪下腹部的皮肤对我们来说意义重大，而腹部的皮肤病也格外引人关注。

常见的皮肤病自然也会出现在下腹部，例如牛皮癣和湿疹。"硬化性苔藓症"是下腹部皮肤上一种较为罕见的皮肤病，其特征是皮肤较深处的炎症反应。患此病的女性会有瘙痒和严重的不适；而对于男性而言，这种疾病会造成包皮瘢痕，并且产生紧绷感。皮肤与黏膜的真菌感染在下腹部也十分常见。

阴茎头也就是龟头上的皮疹，被称为龟头炎，存在好几种病因。剃除下腹部的毛发可以导致毛囊感染，有的是因为下腹部的毛发长回皮肤中会对该处皮肤形成刺激（轻度的假性毛囊），有的是因为形成了细菌感染（毛囊炎）。可以通过使用剃须膏及干净锋利的刀片、涂抹保湿或抗菌乳膏来预防此类感染的发生。如果你每一次剃除毛发时都会发生此类问题，可以借助性质较为温和的可的松乳膏来缓解；另一个选择是用刀片剃除距离皮肤一毫米处的毛发；或者直接停止剃除！

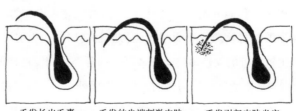

毛发长出毛囊　　　　毛发的尖端刺激皮肤　　　　毛发引起皮肤炎症

注：毛发发束引发的感染，也就是所谓假性毛囊。

近几十年以来，去除生殖器周围的毛发变得越来越常见，特别是女性。也许是受到色情片产业的启发，也许是感觉没有毛发会显得更干净，这是女性剃除生殖器毛发的主要原因。许多人认为这会让性生活更添情趣，这也使阴虱的生存条件变得更为艰难。一位从事性传播疾病治疗工作的英国医生曾对我说："巴西人消灭了虱子！" 2003 年，在《色情》一书出版后，去除生殖器毛发变得更为普遍，人们也开始更多地谈论起了男人的阴毛剃除。

剃除阴毛的另一个"副作用"就是生殖器会变得更为明显，让我们可以很容易就观察到生殖器在外观上的差异。人们的生殖器外观存在很大的差异。对女性而言，小阴唇的外观差异尤为明显。一些女性的小阴唇会被外面的大阴唇完全包覆住，但大多数女性的小阴唇都是直观可见的。她们的小阴唇看起来就像围绕在阴道口的两片粉色的鸡冠状皮肤褶皱。

我曾经在医生办公室接诊过一名年轻男子。他之前预约过，是想治疗他的尖锐湿疣。当他进来的时候，看起来很安静，也很紧张，就像绝大多数有这种问题的人一样。我很快意识到这是一位得体而负责的男青年。他20 岁，交往了第一个女朋友。他俩已经交往了三四个月，但是还没有发生过性关系。他和女朋友都想尝试，但是这位男生却害怕会将尖锐湿疣传染给女朋友，所以他更希望先治愈他的尖锐湿疣。

当患者前来治疗性病时，例如尖锐湿疣，医生们会询问他们此前的性经历，并让他们接受化验。我们现在已知有一些性病的感染不会出现任何症状，所以定期去做相关检查是很明智的。衣原体和一些类型的泌尿系统感染，会在你还没有注意到的情况下就已经痊愈了。有时候，淋病和梅毒也是如此。

但是在问了这位男生几个问题后，我发现他此前从未和任何人发生过性关系。那么他是如何感染尖锐湿疣的呢？

他的阴茎看起来完全正常，上面并没有长任何疣体，但是我看到了其他东西：他的阴茎上长出的"异物"，英语中称之为"珍珠丘疹"，挪威语中称之为阴茎丘疹或"环阴茎头圆点"。那是一种 1 ~ 3 毫米大小、颜色与肤色一致的小生长物，它们会成排地长在一起，就像是花环那样成圈地排列着。这种阴茎丘疹十分常见，它们的存在不会对人构成任何伤害。每三名男性中就会有一人长有这种丘疹。只不过，或许是这位年轻男子的丘疹长得比大多数人的更明显。我向他保证，他没有任何问题，并且这样的小增长物不应该成为他避免和女朋友发生性关系的理由。同样，我也找不到任何理由提议让他接受任何一种性病的检查与化验。

如果阴茎丘疹影响了美观，可以考虑通过激光灼烧的方式予以去除。实际上，现在我能接诊到的对此表示担忧的患者越来越少，每隔很久才会出现一位。我怀疑，这是因为现在人们都擅长在网络上搜索信息，他们已经能够自行解惑了。

我们在黑猩猩的种群中血缘最近的亲属通常都长有与我们相似的较小的阴茎。人类的阴茎为什么通常都不会很大呢？有一个理论认为，阴茎较小的话，性交的时间能持续得更久，因为这会减少阴茎与阴道的摩擦。或许这样的尺寸设计对两性来说都能获取更多的刺激，从而可以更快地开始性交？更久的性交时长更适合一夫一妻制的模式，与猿猴相比，这也更常见于人类。因为与猿猴幼崽相比，人类的孩子长到成熟需要许多年的时间，而一夫一妻制与稳定性或许就是我们的优势。

疱疹

据估计，世界上约有 1/10 的成年人正患有或曾患过下体疱疹，也叫作生殖器疱疹。这种类型的疱疹真的就只是口腔疱疹的一种变体。同样的病毒，也就是人类疱疹病毒 1 型（HSV–1）可以引发生殖器疱疹，但更为常见的则是由它的亲戚，也就是人类疱疹病毒 2 型（HSV–2）引发的。

绝大多数患有疱疹的人并没有任何症状，但是有的人会时常复发，每次只间隔几周。首先，他们的身体会出现不适，皮肤感到刺痛，然后便开始出现充满液体的小水疱或疮。无论对男性还是女性患者来说，疱疹都是引发胃溃疡最常见的原因。在男性中，疱疹最常见于龟头、包皮与阴茎上，而女性的疱疹则最常见于阴唇与阴道中。受到感染的患者可能会出现发热、淋巴结肿大、尿痛等症状。

幸运的是，我们有能够遏制这种疾病的药物。疱疹是通过与皮肤和黏膜的接触传播的，这种病毒在干燥的环境中就会死亡。如果有一天，你的伴侣突然得了疱疹，并解释说他或她也不知道是怎么回事，那么你就应该怀疑另一种"传染源"了。如果一开始就打算对此疾病撒谎，你还不如说它现在已经处于休眠状态了——生殖器疱疹无法从体内彻底去除。

肛门瘙痒的 4 个常见原因

当我们的关注点来到内裤的管辖范围时，很自然地就会提起与直肠周边的瘙痒相关的话题，也就是肛门瘙痒。这个话题虽然常见，但是也很烦人，因为许多人在面对医生时，会感到羞于启齿。但是"大数据"说明了一切：在过去的 4 年中，谷歌上出现了 1300 万条与此话题相关的搜索。

直肠周边的瘙痒与其他不适感可以由许多原因造成，而有时候人们需要为此去见医生。这里有 4 个常见原因。

第一，许多种皮肤病都会引起瘙痒。如果你患有湿疹或牛皮癣，它可能也会出现在你的肛门周围。患处的皮肤通常发红，抓痕处的皮肤会显得略厚。治疗方法是首先涂抹保湿剂，然后使用可的松乳膏。

第二个原因就是由感染引起的，比如真菌或其他微生物的感染。还有可能是由于性传播疾病及链球菌的感染，具体情况需要经过医生的检查。儿童可能会有蛲虫（蠕形住肠线虫），这会导致他们在晚上感到肛门瘙痒，需要在直肠开口周围寻找标记和虫卵来进行确诊。治疗蛲虫用的是药片，这种药片不需要处方就能够在药店买到。

第三个会引起肛门瘙痒的原因就是食物。最知名的是辣椒及其他辛辣食物，但是诸如西红柿、啤酒、茶、花生、奶制品、柑橘、巧克力和葡萄这样的饮食也有可能引发不适。药物也有可能导致瘙痒。至于为什么会这样，目前尚不清楚，但药物对肠道的直接刺激，或是导致粪便变得稀软的其中一个因素。

最后一个常见原因就是汗液与粪便对直肠周围皮肤的刺激。稀软的粪便更容易被排泄出去，而较为坚硬的粪便则需要坐在马桶上的你用力地排出，并会对肛周的皮肤造成小损害。有证据表明，腹泻也会引起肛周瘙痒，因为这无法让直肠处的括约肌达到良好的工作状态。反过来，腹泻的人还会频繁地冲洗，并且用卫生纸擦拭得过于用力，这些都会对肛周皮肤造成刺激。

压力和焦虑感会导致人体很多部位的肌肉发紧，比如颈部与背部。而其他时候，直肠周围的肌肉也会变得过于紧张和酸痛。换言之，精神状态会对肛门的瘙痒产生一定的影响。这么看来，美国人把那些追求细节、谨小慎微的人描述成"肛门性格"也是不无道理的。所以，让自己尽量放轻松一些，不纠结于那些微不足道的小烦恼是明智之举，精神上的松弛有助于缓解你的瘙痒症状。

疥疮

每个月我都会诊断出疥疮患者，因为这种病并不罕见。如果一个年轻人身上出现大面积的严重瘙痒，这有可能是疥疮导致的。

几年前我接诊过一名年轻的男性患者。他的皮肤之前一直很健康，但是现在突然变得奇痒无比。他已经去看过好几位医生，但是都没能给他一个好的解释。此前，他已经用过好几种药膏，而最近，瘙痒的症状愈演愈烈，以至于其中一名医生为他开了抗抑郁药物。但是，无论是哪种药，似乎对他都无效。这种瘙痒几乎毁掉了他最近 6 个月以来的生活，而现在，绝望的他不得不从居住的小镇坐飞机来到奥斯陆继续他的求医之路。根据我的诊断，他所患的是疥疮。我还告诉他，在治疗期间，瘙痒症状可能会反复。我到现在都记得，当我告诉他很快就可以摆脱瘙痒时，他立刻迸出了喜悦的泪水。这种瘙痒实在是太烦人了！

疥疮是一种 0.3 毫米长的小寄生虫，肉眼不可见，并且会在表皮层中挖出 1 ～ 2 厘米长的通道。患者的瘙痒感明显，尤其是在夜间。疥疮会造成明显的皮疹，随之而来的就是剧烈的瘙痒。在成年患者中，头部与面部很少出现瘙痒，瘙痒主要集中在双手与腹部。

当我在他的皮肤上找到一个小小的疥螨后，我才确认了对疥疮的诊断。对疥疮的诊断通常比较有难度，你需要时间、经验和一点点的运气。绝大多数前来就诊的患者皮肤上只有 10 ～ 20 只疥螨，所以你不得不叹服这些肉眼不可见的小恶魔是多么擅长引发人们的瘙痒。当我做出疥疮的诊断后，患者通常会好奇他究竟是怎么传染上的。我听到最多的就是他们说自己的身边没有患疥疮的人。不幸的是，疥疮引发的瘙痒在感染 6 周后才会有所显现。因此，许多人即使在感染上疥螨后，还能够自在地生活，并且认为自己的皮肤十分健康，而这段时间很有可能是他们传染给别人的一个绝佳的窗口期。

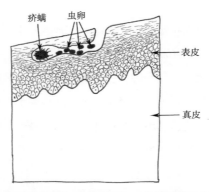

注：疥螨会在表皮层的底部挖一个洞并在那里产卵。

疥螨会通过亲密的皮肤接触发生传播，最常见的是性接触，但也有可能发生在父母为他们的儿女铺床，而床具上又恰巧有疥螨的时候，因为疥螨可以在床具中的皮肤残存物上存活数小时之久。与疥疮患者产生大量接触的卫生护理专员，特别是护士，也存在被感染的可能。我记得，在我还是皮肤科的一名新手医生的时候，有一名导师就是因为带我们去病房查房而被患者感染了疥疮。任何人都有可能被感染疥疮。

感染的主要规律是，疥螨在与人体发生接触后的 10 分钟就开始具有传染性。在实际生活中，这可能意味着你和别人共享过一张床。此外，疥螨最长可以在皮肤以外的环境中存活三天，这意味着你可能会因为借穿别人的衣服，或是某晚睡在了之前被疥螨的原宿主睡过的床上而感染疥疮。患者在药店就可以买到用以治疗疥疮的药膏，但不幸的是，瘙痒症状要在彻底消除疥疮几周以后才会消失。

"scab"一词来自拉丁语词汇"scabere"，意思是抓挠或自己抓痒。据我们所知，这种疾病已经存在数千年之久。在中世纪，意大利诗人但丁·阿里吉耶里在他的诗作《神曲》中就把疥疮描述为来自地狱的一种惩罚。我知道有些患者一定会对这样的描述表示赞同，而这一典故证明了疥疮在中世纪就已经十分流行了。这里顺便提一下，人们通过显微镜得知疥螨是一种微小的寄生虫这件事就发生在17世纪的意大利。由于疥螨这种寄生虫体积是细菌的50倍那么大，人们在很久以后的19世纪才发现细菌的存在并将其列为病因也就不足为奇了。

梅毒——伟大的模仿者

1905年，人们首次发现引发梅毒的螺旋体，梅毒是一种具有传染性的性病。初期的梅毒起始于一个坚硬的、开放性的圆形创口，并伴有剧烈的痛感。这种伤口大多出现在黏膜上，在少数情况下也可能出现在皮肤上。在男性中，梅毒典型的病发部位是阴茎，而女性则是阴唇，但也有可能出现在阴道内壁、肛门周围、口腔中或嘴唇上。

如果这样的创口出现在生殖器以外的部位，医生与患者都容易轻视甚至忽略它，这样的创口会在数周后自愈并闭合。

难道说感染就这样结束了，并且免疫系统已经把细菌从体内清除出去了吗？很不幸，事实并不是这样的。在人体中休眠几周后，梅毒会在皮肤上重新出现。这将是给医生的第二次诊断出这种疾病的机会。感染梅毒的人此时会有轻微的患病感，皮肤上会出现由粉色到深红色的颜色不一的斑点，最大可达到 2 厘米，并且遍布全身。出现在手掌和足底的斑点会格外清晰。在未经治疗的情况下，这些斑点会在几周或几个月后自行消失。

如果这一次还没有对这种疾病进行诊断和治疗，它就会发展到所谓三级梅毒。此时，这种疾病就会出现在人体的任何地方，并呈现出范围宽泛、各种各样的症状。梅毒常被人们称为"伟大的模仿者"，这是因为处于这一阶段的梅毒会呈现出容易与很多其他疾病产生混淆的症状。如果梅毒感染的是心脏、血管、大脑或神经，就会是最严重的一种情况。梅毒还有可能导致精神错乱，这是一种会导致人缺乏现实感的精神类疾病。因此，精神科医生在面对精神错乱的患者时，倾向于检查他们是否患有梅毒。在未经治疗的梅毒感染者中，约有 1/10 的人会死于与梅毒相关的疾病。我们是怎么知道这个数据的呢？在绝大多数梅毒患者都接受治疗的前提下，我们是如何知道到底有多少人罹患并死于梅毒呢？

我们能有答案是因为我们可以从挪威和美国两处获取信息，从而得知不接受治疗的患者最后会有什么样的后果。时任皮肤科教授恺撒·布埃克曾供职于挪威国立医院皮肤科，他不相信能够引发诸多副作用的汞可以用来治疗梅毒。1890 年起，他下令开启了机器人疗法，即让患者保持平和心情、摄入健康的饮食、获得充足的休息和适当的护理，并且不使用任何药物。参与这个疗法的患者大多是来自奥斯陆东部边陲的工人阶级。他们被接诊，并住进他开设的病房数月之久，从而得以对这种疾病进行透彻的了解。1910 年后，患者们开始接受治疗，但是他们用的药都是没有疗效并且含砷的撒尔佛散。

在随后的几十年里，约有 2000 名未经治疗的患者接受了检查。关于他们治疗表现的报告由艾德温·布鲁斯嘉德首次发表于 1928 年，此后与之相关的内容又体现在特列格弗·杰斯特兰德于 1955 年发表的博士论文中。这篇论文被全世界的皮肤科医生所熟知，它的题目叫作《未经治疗的梅毒的奥斯陆研究》。

一项与此相似的研究于 1931 年在美国亚拉巴马州塔斯基吉研究所展开，研究涉及 600 位非裔美国人。由于那时候时兴的疗法是撒尔佛散，因此，与种族相关的治疗问题促使这项研究得以开展。当青霉素在第二次世界大战后变得广泛普及。那些感染梅毒的人便不再接受任何恰当的治疗，他们也同样没能获得可以帮助他们了解真相的正确信息。这件研究界丑闻在 1972 年被揭露，并获得了广泛的关注，这使得人们对科学研究的道德层面的认知有所提升。1997 年，时任美国总统比尔·克林顿与副总统艾伯特·戈尔在首都华盛顿的白宫仪式上发表了一份正式的道歉函。许多人认为这项塔斯基吉梅毒实验可能会使艾滋病信息的获取，以及在非裔美国人之中的艾滋病预防工作的开展变得更为困难，因为这项丑闻导致人们缺乏对公共卫生权威机构的信任。

梅毒能成为一种具有神学色彩的疾病，有这样几个原因：它可以通过性接触传播，还可以在妊娠期通过母体传给胎儿，并且能导致精神失常。因此，这种疾病与我们的历史相互交织——无论是在艺术与文学作品中，还是在许多知名与不知名的人物生活中。据说，历史上许多著名人物都患有梅毒，例如画家爱德华·莫奈、文森特·梵高，政治家弗拉德米尔·列宁、贝尼托·墨索里尼，意大利黑手党领袖艾尔·卡彭，作家卡伦·白烈森，亨利克·易卜生创作的戏剧《常客》（1881 年）中的角色奥斯瓦尔多，以及哲学家弗里德里希·尼采。

尼采患有梅毒很可能是第二次世界大战后放出的一个用来抹黑他的消息，他与纳粹主义有着千丝万缕的联系。传闻说，他是在学生时期从一名妓女身上染上的梅毒，此后梅毒又一度发展到了他的大脑。不幸的是，他没能接受尸检，但是现在许多医生认为，他应该是死于一种类型罕见的痴呆症。还有传闻说阿道夫·希特勒患有梅毒，但是人们认为这不太可能。

人们对于梅毒的来源这一问题始终存在争议。一个最具影响力的假说认为，是 1492 年抵达美国的哥伦布的船员将这种病带回了欧洲。据说，就在 1495 年法国国王查尔斯八世通过战争成功入侵那不勒斯之后，梅毒开始在欧洲大陆上得以广泛传播。颇具讽刺意味的是，欧洲人倾向于用自己敌人的名字给梅毒命名。所以，意大利人和德国人管梅毒叫"法国病"，荷兰人和非洲人管梅毒叫"西班牙病"，土耳其人管梅毒叫"基督教恶魔"，波斯人管它叫"土耳其恶魔"，俄国人则管它叫"波兰病"。

一些已经退休的老医生根本就没办法做到从病房中"全身而退"。作为皮肤科新雇用的医生，有一天，我遇到了一位虽然年长但气质超然的老绅士。他向我展示了怎样能通过一个握手就能检查出一个人是否患有梅毒。这位前辈说，他自己就在第一次和他未来女婿打招呼时进行了这种"筛查"。这种问候方式也被称为"海员握手法"，因为以前的海员在遇到妓女时就会用这种方式握手。具体步骤是，先通过正常的方式握手，然后用另一只手检查对方的手肘外侧是否存在淋巴结肿大。其实这种方法并不怎么好用，并且被认为是一种不安全的检验方法。

我个人肯定首推常规的检查方法：验血。

第六章

成人期——皱纹初现

面部肌肉放松时，年轻人的额头、眼周乃至整个面部都是光滑且没有皱纹的，而肌肉开始工作时，就会出现线条与皱纹。皮肤的弹性可以让它自身被一再拉伸，然后还能回到它原来的位置。

　　人体各处都可以举出关于皮肤是如何跟随我们移动的例子。比如，当你弯曲膝盖时，皮肤就是被拉伸的。皮肤的上层会同步折入较深的地方，皮肤就是以这样的方式跟随人体做各种运动的。当一名女性怀孕时，其腹部皮肤会被剧烈拉伸。如果她没有在怀孕过程中长出妊娠纹，那么新生儿出生几个月后，她腹部的皮肤就会看起来一切如常。当我们呼吸时，胸部会扩大一些，而腹部则会收紧一些，皮肤是具有弹性的。而当男性的阴茎从软变硬时，上面的皮肤也会被过度地拉伸开。

　　皮肤是一个极具弹性的器官。想象一下，人体其实是可以被穿透背部皮肤的巨大鱼钩吊起来的！要想再找到其他像皮肤一样坚韧的材料，恐怕就要"踏破铁鞋无觅处"了。只有当人类学会制造橡胶后，我们才获得了一种弹性可以与皮肤相媲美的物品。

　　当皮肤的弹性下降时，就会出现皱纹。许多人因为自己的皮肤逐渐呈现老态而备感烦闷，而有些人的皮肤却能一直保持得很不错。人们想要减少皱纹的需求日益增长，各个面霜的生产制造商面临着一个巨大的市场，人们最关注的问题就是那些除皱产品是否真的有效。滑雪运动员特蕾斯·乔格用一支唇霜向我们展示了皮肤吸收药物的能力，[1] 即使是药物中低浓度的活性成分也能够很快出现在血液中。所以，我们用在皮肤上的东西既可以进入皮肤深处，也能对身体内部环境产生影响。

除了涂抹祛皱面霜，还有很多其他疗法可供选择，例如激光去皱、提拉紧致，以及向皮肤内注射某些抗皱物质。

此时，人们就会想到很多问题：

这会不会是一场骗局？具体是怎么做的？这些方法真的有效吗？这么做有没有危险？

强度与弹性

真皮层为皮肤提供了强度与弹性，它位于表皮下方，并含有大量的纤维状蛋白质，其中最重要的两种分别是弹性纤维与胶原蛋白。

弹性纤维可以被 100% 地延展或拉长，然后完全恢复到它原来的形状。而对于"皮肤松弛症"患者而言，他们的皮肤几乎没有弹性。这种疾病非常罕见，它会使患者看起来比实际年龄老几十岁。一些患有这种病症的青少年会接受皮肤提拉手术，因为他们的皮肤实在是太松弛了。

胶原蛋白是一种长的丝状蛋白，在大多数器官中都扮演着支撑组织的角色，它存在于软骨、骨骼、韧带、肌腱以及皮肤中。胶原蛋白十分强韧，并可以像弹性纤维那样拉伸。患有埃勒斯－当洛斯综合征的人体内的胶原

---

[1]　特蕾斯·乔格是挪威的著名女滑雪运动员，曾在各大赛事中屡次斩获金牌。由于 2016 年 8 月在意大利的集训过程中，她的唇部对紫外线产生不良反应，便从挪威国家队队医那里获得了一种含有氯睾酮成分的唇霜进行治疗。此后因在药检中发现其血液中含有该违禁成分而被禁赛 18 个月，因此错过了 2018 年的平昌冬奥会。——译者注

蛋白存在先天缺陷，这些患者可以从他们的身体表面把皮肤拉起 10 ~ 15 厘米那么远，他们之中的一些人甚至可以把脖子上的皮肤向上拉起并完全盖过自己的下巴。

衰老与皱纹

当真皮层的弹性减小时，皮肤上就会开始出现皱纹。皮肤中产生的弹性纤维与胶原蛋白也会逐渐减少，特别是在 40 岁以后。

皱纹的形成与遗传因素和衰老有关，但吸烟与晒太阳也会减少皮肤的弹性。来自太阳的长波紫外线，也就是所谓的 UV-A 射线，是让人产生皱纹的主要原因。日光浴场中充斥着大量这种射线，它们可以轻易穿透玻璃，存在于一年中任何时候的太阳光之中。太阳中的短波射线——UV-B 射线不能够穿透并射入皮肤深处，因此它对形成皱纹的影响没有那么大。光是大量的 UV-A 射线就足以让我们长出皱纹了。我们可以看到，像从事挂车司机这种职业的人，他们一侧的面部常年接受日晒。

紫外线可以与皮肤中的几种物质发生反应，并对皮肤起到破坏作用，特别是对皮肤细胞中的遗传物质。太阳射线还能够破坏细胞中的能量代谢，以至于我们最终失去皮肤中的弹性纤维。

尽管所有人的皮肤都会或多或少地受到来自阳光的损伤，但损伤类型会因为每个人色素沉淀的情况而有所不同。肤色非常浅的人，以凯尔特人或斯堪的纳维亚人为例，他们的皮肤更薄，罹患皮肤癌的风险也更高。他们皮肤上形成的皱纹比较细小，在更浅表的位置。而对于那些肤色稍微深一些的人而言，例如那些居住在地中海国家的人，他们的皮肤会厚一些，并且肤质也会更紧实，因而形成的皱纹也会深一些。欧洲人面部的皱纹主要集中在眼周、额头及唇周，而肤色较深的人种，例如亚洲人和非洲人，他们面部的皱纹则主要集中在面部中央区域，特别典型的就是从鼻翼两侧向下延伸至嘴角的法令纹。被阳光损伤的皮肤除了会长出皱纹以外，还会由皮肤浅表处的小血管形成颜色不均的色素沉淀，皮肤也会继而变得干燥、暗沉，并且不再那么透亮了。

肤色较深的人的衰老，特别是皱纹的形成，会来得晚一些。非洲人与亚洲人在 50 岁之前都鲜有皱纹。有证据表明，法国女性会比中国女性提早 10 年长出皱纹。肤色越深、皱纹越少的这个事实恰恰指出了紫外线的重要性。但是，能对皱纹产生影响的绝不仅仅是不同人群之间的色素差异，非洲人的表皮层更厚，与真皮层的联结也更为紧密。而对于皮肤自身而言，也与胶原蛋白这种重要物质不无关系。

皮肤有皱纹就等于人老了吗

既然皱纹是衰老的一个标志，那么，当人们看到一个长有很多皱纹的人时，会不会自然地认为他身体的其他部位也已经衰老或者患有疾病呢？当我们看到那些状态良好的老年人时，有时就会不禁产生这种想法，我们会觉得这些老人看起来好像还能活很久的样子。

在丹麦，有人就外在的衰老标志是否与早亡有关这一课题展开了调查。他们对 20000 名调查参与者跟踪记录了 16 年，此后这些研究人员发现长有许多皱纹与早亡之间不存在必要关联。但是，他们还发现，那些没长白头发的人会比那些头发变白的人寿命长一些。

同样，皱纹的程度与心脏病之间不存在任何关联。另一方面，其他衰老的标志则透露出一些与罹患心脏病的风险有关的因素，特别是当这些因素同时出现的时候。这些相关因素分别是：细碎头屑、眼睛周围的黄色脂肪沉着体，也被称为睑黄瘤，以及耳垂上的对角褶皱。对于最后的这一个现象，我们还没有找到一个好的解释。

美丽，有那么重要吗

据说，只有肤浅的人才会忽略自己的外表。这句话听起来像是一个悖论，但是让身体状态与外表的美观程度相当是你的生命力与健康的一种外化的表达。有的人会认为，我们外出时应该打扮得光鲜亮丽，这既是对他人也是对自己的尊重。我们希望自己在很多方面都能表现优秀，同样，在外表方面也不例外，而这更像是一种自然追求。

美丽本身就是一种愉悦，而且能吸引他人的目光，对健康状况产生影响。在 2003 年披露的一项研究中，有一张拍摄于 20 世纪 20 年代的班级合影，里面共有 50 名 17 岁的学生。根据样貌，他们被划分成了不同的等级。很多年以后，人们才了解到照片中那些人的生活，结果显示，被评为最漂亮的那个人也是活得最久的一个。

人们会很自然地以为长得美是一种进化的优势，长得漂亮的人也会被认为是很健康的，我们想要将我们的基因与那些健康的基因相融合。

有证据表明，与那些被认为容貌平平的人相比，三岁孩子的目光会在容貌更具吸引力的脸上停留得更久一些。一岁小孩也明显更喜欢玩漂亮娃娃，而不是那些不怎么好看的娃娃。心理学专家茱迪丝·兰格洛斯曾自问道："这么小的孩子究竟是从哪里获得这种偏好的呢？"然后，他又自答了这个问题："他们都还没怎么看过时尚杂志呢。"

这样看来，寻求美丽的面孔应该是一种本能。

美丽的人的样子就是你期盼人们应该有的样子。我们喜欢有辨识度的事物，也喜欢事物的原型。兰格洛斯认为，人们在看一张美丽的面庞时所需要的思考和大脑耗能较少。

研究表明，全世界的人认为有吸引力的人都是一样的：青春、平均水平的容貌、对称的身体、明显的性别特征，以及看上去很健康。

对于面部而言，在上述标准中，有三个标准最为重要。首先，容貌要接近平均值。你没有必要非得花钱整一个高耸的鼻子，尽管鼻梁高挺确实会给外貌加分。其次，面部要对称，也就是说，一边脸要与另一边看起来一致。最后，要有明显的性别特征，就是女性的脸上要具有典型的女性特征，而男性的脸上要具有典型的男性特征。男性喜欢嘴唇大而饱满、下巴小巧、颧骨略高的女性，可能是因为这些特点可以明显区别于男性。嘴唇大可以被看作是雌性激素水平高的一项指征，而这意味着孕妇的嘴唇会变大。

人们对美的理解始终在发生变化，也会跟随潮流趋势。现在很多女性想要下巴更长一点儿、下颌角更大一点儿。

研究表明，有吸引力的外貌与许多积极的品质之间是有关联的，例如热爱社交、性方面的活跃与聪慧。同时研究也显示，具有吸引力不会对我们的幸福感造成影响。

这又是另一个安慰。

人们既会从彼此身上，也会从艺术中寻求美丽。哲学家兼心理学家丹尼斯·达顿曾经从进化主义的角度解释了我们对于美丽的渴望。他用古老的石斧举了一个例子。140 万年前，我们的祖先开始不为实际的用途来制造石斧——我们找到了大量的未经使用的石斧，其中有一些体积过大，不可能是为实际使用而制造的。他总结道，一直以来，美丽都是一种符号，它标志着人类渴望达成的所有优秀的个人品质：聪慧、良好的运动能力、规划能力、责任感。因此，我们也会自然而然地在其他事物中寻求美丽，如音乐、词汇、自然及人类彼此。

但是，对美丽的追求有可能会过犹不及，乃至造成伤害。近几十年来，人们对外表欠佳的人群的歧视态度与日俱增，特别是针对肥胖人群，这被称为"外貌协会"。有些人认为，这就等同于我们因为年龄、性别、种族、残疾与性取向而产生的歧视。

也许我们应该更多地拜读《圣经》，以期从中寻找到这些问题的答案。《新约》的《彼得前书》第3章中写道："不要让那些外露的部分装点你，就像发型、金链子和华丽的衣服，而要让真心、让那个隐藏在内的温和宁静的灵魂成为你，这对上帝而言才是廉洁而宝贵的。"

2016年，皮肤科专家们审阅了一份由美国电影学会制作的美国电影史上最重要的正派人物与反派人物清单。皮肤科专家们把注意力集中在了名单中前几名的身上，得出一个结论：在排名前十的反派人物中，6名都患有不同程度的皮肤病。例如，达斯·维德的眼睛周围有伤疤、很深的皱纹、短毛发及黝黑的皮肤。

针对新、老皱纹的治疗

一直以来，我们渴望对自己的皮肤进行改善和改变。我们中的许多人不拒绝衰老，只求皮肤的衰老速度能慢一些。

古埃及人用油、盐和白色柔软的雪花石来护理皮肤，他们还用酸牛奶使皮肤变得光泽紧致。据我们所知，埃及艳后就曾用山羊奶和驴奶沐浴、护理皮肤。

古埃及人还曾用砂纸打磨皮肤表层以获得更为柔软的皮肤。据说，古希腊和古罗马人曾使用芥末、香薰和树脂包来祛除皱纹与雀斑。土耳其人曾经用热能去轻微地烧灼皮肤以达到改善肤质的目的。印度妇女则用尿液与浮岩的混合物来护理皮肤。上述这些护肤方法在很多方面与我们如今所采用的祛皱疗法原理相同。

就拿印度妇女使用的尿液来说，尿液中含有尿素，这是一种许多保湿剂与化妆品的成分中都会有的物质，这种物质也被称为碳酰胺。尿素会与皮肤相结合，并从空气中吸收水分，含有尿素的保湿剂能够保养皮肤就是因为它们能够使皮肤变得更加光滑，并且不那么干燥。含有高浓度尿素的面霜，其主要功能就是去除"角质"，也就是消除皮肤最外层的部分。当皮肤因罹患牛皮癣或湿疹而变厚时，使用含有这种成分的产品也是很有益的。

古埃及人曾用奶来保养皮肤。这种方式的护肤效果来自奶中的乳酸，它被认为是果酸的一种。这种酸会刺激新的皮肤细胞的形成。由于果酸是极小的物质，它们会深入渗透进皮肤，并促进胶原蛋白的产生。含有果酸的面霜也可以用来治疗痤疮、酒渣鼻、干燥，以及被阳光损伤的皮肤。

含有维生素C的面霜能够轻微地减缓皱纹及年龄带来的其他皮肤变化，因为它可以在一定程度上减缓紫外线对皮肤细胞的伤害。维生素C是皮肤产生胶原蛋白的必要成分，并且可以起到微弱的防晒作用。

硫辛酸即 α-硫辛酸（ALA），是另一种常见于各类面霜的成分，具有经过认证的改善皮肤状态的功效。硫辛酸是一种抗氧化剂，因此它可以限制紫外线对皮肤的伤害。皮肤的衰老会很容易带来炎症反应，而硫辛酸可以减缓甚至逆转这些症状。在一项有34名女性受试者参与的研究中，在连续12周里，受试者在一边脸上涂抹一种普通面霜，而在另一边脸上涂抹含有硫辛酸的面霜。之后，研究者会结合试验前后的对比照，以及受试者自己的评价，对硫辛酸的功效做出判断。

　　然而，抗衰最有效以及保持最佳纪录的依然是含有维生素 A 的物质，例如维甲酸。这些物质是当今的抗皱面霜中最重要的成分。如果你只打算使用一种抗皱面霜，你应该选择含有类维生素 A 活性成分的那种。

抗皱利器维生素 A

　　与维生素 A 相似的物质叫作类维生素 A。类维生素 A，也就是视黄酸（retinoid），这个词来源于视网膜（retina）一词，视网膜是眼球中用来感光的部分。如果人体缺乏维生素 A，我们的夜视能力就会变差。

　　就像之前提到的，人体缺乏维生素 A 会导致皮肤增厚。维生素 A 的变体——维甲酸也因而得以问世。维甲酸会对各种不同疾病中存在的皮肤增厚症状起到治疗效果。而它的副作用是会产生一定的刺激，致使皮肤变得轻微发红和脱皮。

　　美国费城研究员、皮肤科专家艾伯特·M. 克里格曼曾对维甲酸这种物质展示出浓厚的兴趣。他意识到，含有这种物质的面霜可以增加皮肤细胞的分裂活性，而这会反作用于黑头的形成。他认为维甲酸会对痤疮起到缓解的效果，因为痤疮通常是由黑头发展而来的。但是，由维甲酸制成的面霜对皮肤的刺激性很强。

　　该如何解决这个问题呢？

　　克里格曼本来最感兴趣的是对真菌感染的研究。在 20 世纪 50 年代，在离费城很近的霍尔姆斯堡监狱中，犯人之间曾流行过一种脚气病。监狱方面的人联系到皮肤科专家克里格曼，这使他立刻看到了在犯人中开展皮肤方面研究的一个可能性。当他看到那里的所有犯人时，他声称："我所看到的是一亩接一亩的皮肤，就像农民第一次看到一片肥沃的土地！"

　　1951 ～ 1973 年，他在该监狱内展开了很多项药物实验，这些研究一直被批判为缺乏道德感。其间，克里格曼承认参与实验的犯人都得到了相应的补偿，但是他把那些犯人当作豚鼠一样，在他们身上测试不同浓度的维甲酸的功效。此后，曾有一名犯人表示，他的皮肤在实验期间出现过大量脱皮和很痛的开创性伤口。

　　直至 1967 年，克里格曼才终于找到可以用于治疗痤疮的最佳给药浓度，并于 1971 年推出了视黄酸 A 乳膏。很快，一些使用该乳膏的年长患者表示，他们的皮肤变得更加光滑，并且皱纹也减少了。首份证明该乳膏具有减缓面部皱纹效果的患者研究结果发表于 1986 年。

　　使用维甲酸几个月，就能够达到减少皱纹、平滑肌肤甚至是淡化色素沉积的效果。它还可以提亮肤色、对抗痤疮、恢复皮肤活力，并且有助于减少皮肤细胞的改变。维甲酸这种物质会作用于皮肤细胞的分裂，以及它们所产生的物质，还能对位于皮肤更深处的真皮层产生影响——更多的胶原蛋白与透明质酸的产生能够显著改善皮肤的弹性。

　　到目前为止，多项用以证实维甲酸疗效的医学研究已经展开。维甲酸的给药浓度应大于 0.02%。在一项开展了两年之久的研究中，在日常使用浓度为 0.05% 的维甲酸面霜的患者中，有 3/4 的人表示感受到了细纹有所改善，1/2 的人则表示其对大皱纹也有改善效果。维甲酸对皱纹是有疗效的，但它不是一种神药，使用者可能需要使用较长的时间才能收到效果。

　　维甲酸可能会对皮肤产生轻微的刺激，并导致皮肤发红，所以在开始使用时需要多加小心。另一个选择是先从低浓度的面霜开始用，逐步增加浓度。每个人需要根据自己的实际情况来使用这种面霜，可能需要等上几个月，才能收获改善皱纹的预期效果。

　　还有几种其他类型的类维生素 A 物质，有的是处方药，例如维甲酸和阿达帕林，另外几种可以算是护肤产品，例如"视黄醇""棕榈酸视黄酯""视黄醇乙酸酯"和"视黄醛"。理论上，上述所有物质都对皮肤具有淡化皱纹、改善紫外线损伤的功效。

在此总结一下，含有防晒因子与维生素 A 物质的面霜是截至目前去除皱纹最有效的产品。但是，有没有可能那些尚未经历科学研究的面霜同样具有良好甚至是更强的祛皱功效呢？市面上有多种用于抗皱的成分与面霜产品，一些化妆品公司有可能已经对他们的产品进行了研究，但选择避免公布与之相关的信息。或许是他们害怕此类研究得出不好的结果？或许是他们想保守自己的商业机密？又或许是他们的面霜赢利颇丰，以至于根本没必要进行科学研究？

抗皱产品有着巨大的市场前景，但昂贵的面霜并不一定总是比那些便宜的效果好。

皮肤的表面护理

几千年前，古埃及人曾经用砂纸消除皮肤上的皱纹，而实际上，这种方法被沿用至今。其他与之相似的、用以去除皮肤表面皱纹的方法为剥除、激光及针刺疗法。

剥除法是用化学手段去除皮肤的最外层，这种方法已经被使用了 100 多年，它可以促进皮肤在更深层处生成新的皮肤细胞及更多的结缔组织。剥除最外层皮肤会用到很多种不同的具有腐蚀性的化学成分，体验这种疗法的过程可能会很疼。有时候，治疗师会先在患者的面部涂抹外用麻药，而有时候，由于治疗会比较深入皮肤，所以有必要对患者进行麻醉。比较温和且疗效微弱的表层皮肤剥除可以在患者家中进行。

　　采用二氧化碳激光的激光除皱疗法开始于 20 世纪 80 年代。之后不久，就出现了与之混淆的激光疗法，名为"钇铝石榴石（YAG）激光"。这是外科手术用的一种激光，因为它能够在皮层中自行分散。这种激光疗法能够确保先治疗最表层的皮肤，然后才会逐层递进。这听起来很正常，但是其他类型的激光不是这样工作的。例如，用以消除胎记的激光，它只会针对深层中的血管进行处理，而皮肤表层几乎不会受到任何影响。

　　使用二氧化碳激光，原理是通过加热皮肤上的水的方式灼烧掉最外层的皮肤，这有点儿像剥除疗法。这种加热可能会导致真皮层收紧，接受此疗法也有可能加剧皮肤中的色素沉积。

　　正点阵激光疗法出现于 21 世纪初。这种激光能够确保仅对一些固定的点进行治疗，也就是小部分皮肤接受治疗，而位于激光点之间的皮肤则不会受影响。因此，与原来的激光疗法相比，这些微观的垂直光柱能够到达皮肤更深层。这类光柱的典型规格直径为 0.4 毫米，深度约为 1.3 毫米。经过这些小光柱治疗的皮肤处会形成新的结缔组织，变成一个个把皮肤拉在一起的微小瘢痕。简而言之，正点阵激光疗法将会导致皮肤真皮层增厚，使皮肤变得紧致。

　　正点阵激光被认为是祛除浅表皱纹最有效的疗法之一，但这种疗法通常也需要进行若干次才能看到效果。在一项由 30 人参与的研究中，几乎所有参与者都表示他们面部的皱纹至少得到 50% 以上的改善，其中效果最好的主要体现在面颊与眼周细纹的祛除。

　　针刺治疗，也称为微针治疗，但针刺会对皮肤造成微小的损伤。你可以把它想象成正点阵激光治疗的一种变体疗法。这种治疗形式在 20 世纪 90 年代中期变得更为普遍。几毫米长的针垂直刺入皮肤，这种刺伤能够促进胶原蛋白的形成、增加皮肤的弹性。有好几种不同的仪器可以实施这种治疗，其中有一些是会经过皮肤的尖头针束，每束针都紧密固定在一起。治疗结束后，皮肤上会留下一些彼此独立的小破损点，这会激活皮肤自身的修复程序。因为皮肤自身不会发热，所以经过治疗的皮肤形成更多色素沉着的风险很小。总的来说，针刺疗法被认为疗效欠佳，但比剥除和激光疗法更安全，治疗过程中可以涂抹麻醉霜来缓解疼痛。通常来说，采用针刺疗法祛皱也需要进行若干次治疗，并且每次治疗需要间隔几周或几个月不等。

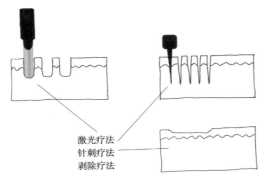

激光疗法
针刺疗法
剥除疗法

注：激光、针刺、剥除疗法均会对表皮层与真皮层的最外层造成小损伤。

皱纹的吸血鬼疗法

血液中的血小板能消除皱纹吗？这种疗法与其他疗法不太一样，所以需要多讲几句才能说明白。这种疗法的原理大致是使用一个人自身的血液激活他体内的修复程序。

血液中含有 93% 的红细胞、1% 的白细胞及 6% 的血小板。血细胞中流淌着一种盐水状液体，我们称之为血浆。血浆中含有蛋白质、激素与盐分。血小板对血液的凝结起到非常重要的作用。此外，血小板中还含有能够帮助修复皮肤损伤的生长因子。

简单来说，这种利用自己血液中的血小板的疗法需要先从患者身上抽取正常的血液，然后将这部分血液放入一种机器中进行离心操作，这会使血液中不同的成分分离，留下一种由血浆中 94% 的血小板与 5% 的红细胞构成的液体。它和正常的血液有很大的区别，我们称之为"富血小板血浆"（简称为 PRP）。这种全新类型的"血液"将会被注射进患者的皮肤进行治疗。

到目前为止，尚未有科学文献证实该疗法的效果，但初步的研究显示，它对于皱纹、皮肤弹性及色素沉着不均具有一定的疗效。由于该疗法使用的是患者自己的血液，因此发生过敏反应的风险达到最小化。

这种疗法不仅可以祛除皱纹，还可以修复其他身体缺陷或帮助某些组织再生。有些人表示这种疗法可以用来治疗男性脱发、糖尿病型足部溃疡及运动损伤。据称，网球运动员拉斐尔·纳达尔曾使用这种吸血鬼疗法治疗他的膝盖损伤。

抗皱热疗

如今，许多不同类型的现代设备仍在继续利用加热原理祛除皱纹。治疗目的是在不损伤表皮的前提下，紧致并改善皮肤的纹理。在治疗结束后的几天里，患者的皮肤会产生轻微的红肿，但对绝大多数人来说，这并不会影响他们的正常生活。

无线电波是电磁波的一种，可以用来加热皮肤。它所使用的波长是用来传导无线信号的，不应与辐射性相混淆，这种疗法被称为射频疗法。它会即刻让皮肤收到紧致效果。此外，它还能在治疗后的几个月内让皮肤细胞产生更多的胶原蛋白与弹性纤维。这类热疗仪还有一个能够在加热的同时冷却皮肤表层的装置。这样一来，就能够确保这种治疗仅针对有必要接受治疗的皮肤深层而进行。

射频疗法还可以与之前提到的针刺疗法相结合，一旦针尖进入皮肤，射频波就能更好地得以释放。

有一类激光的波长可以加热皮肤中的血液，这种激光也被称为汽车激光。加热皮肤中的血液能够对减少皱纹起到轻微的作用，但是人们选择这种针对衰老皮肤的疗法的主要原因是它能够有效地减少皮肤上的红点与红血丝。另一种类型的机器叫作强脉冲光（IPL），与汽车激光的原理有些相似。还有一种类似的疗法叫作红外激光。所有这些疗法都对祛除皱纹具有一定的效果。最后提到的红外激光疗法有一个明显的优势：可以用于治疗面部以外的皮肤区域，例如颈部、胸部、手部与足部。

面部填充

面部填充是一种很有名的祛皱疗法，就是简单地通过往皮肤里注射"垫层"的方式到达轻微的垫高效果，使皮肤中的皱纹与凹陷变得不那么明显。

针对填充物的研究与试验主要在 HIV 呈阳性的人群中展开。HIV 感染与抗病毒药物的同时使用可导致体内脂肪重新分布，以致 HIV 感染者出现面部、手臂、腿部与腹部脂肪组织的流失，而有更多的脂肪堆积在颈部与后背上部。

在正常衰老的过程中，面部的脂肪组织会逐渐流失，例如眼周、脸颊与唇周的脂肪。这也是长有高颧骨的亚洲人没有欧洲人衰老得快的原因之一。说得再具体一些，随着年龄增长，许多人额头处的发际线会后移，而眉毛的位置会下垂，这就导致了他们面部上 1/3 的部分会加长。而面中 1/3 的面积则相对稳定，但有的人鼻尖也会出现下垂的情况。由于唇周脂肪的减少和颚骨部分的缩小，面部下 1/3 也因此缩短。所以说，面部的衰老并不仅是由皱纹构成的。

就像身体其他部位的肌肉一样，面部肌肉也会逐渐缩小。因此，有些研究指出，训练面部肌肉可以达到抗衰老的效果。

诸如透明质酸这类临时性填充物会在 1～2 年内在人体中自行分解。与临时性填充物有些区别的"羟基磷灰石钙"与"聚 –L– 乳酸"，则能够促进皮肤自身胶原蛋白的生产。而诸如硅酮这样的永久性填充物则会终生留在患者体内。在第一次接受填充手术时，人们还是应该选择非永久性的填充材料。患者还可以使用来自自身的脂肪组织，例如大腿或腹部的脂肪，并将其注射入皮肤深层。

最常见的接受脂肪填充的部位是嘴唇和鼻翼两侧延伸至嘴角的法令纹。理论上，面部的任何地方及面部以外的其他人体部位都可以接受填充。填充手术的成功与否取决于施术者的手艺与经验。从某种角度来说，人体脂肪填充更像是一个手艺活，填充物必须被注入正确的皮肤深度。

我几年前参加过一个研讨会，其中有一场演讲就是与填充手术并发症有关的。尽管这种手术通常会进行得比较顺利，但是从演讲者出示的一些女性患者的照片来看，手术的结果着实不令人满意。其中，最知名的副作用就是人体对填充物产生的不良反应，这会导致严重的炎症与瘢痕，我可以想象这些女性所经受的疼痛。一般来说，接受这类手术的女性普遍容貌姣好，但是她们对自己的外貌十分在意，并希望得到进一步的改善。如果患者对填充物产生了不良反应，我们通常会在术后给她们注射一种"解毒剂"。但不幸的是，在最糟糕的案例中，医生们往往没有这么做。这也恰恰说明了一些没有资质的人员，包括某些医生在内，在未经正规培训并获得相关知识与经验的情况下，就草率地实施手术，这种情况也是时有发生。

在这里顺便说一下，最发人深省的是，某些采用注射与激光疗法的美容手术的审批流程，看起来还没有那些需要由有关部门批准的室内楼梯安装流程正规。

填充疗法的另一个副作用是，施术者有可能不小心把填充物注射进患者的血管，并导致血管堵塞。我们曾听说过此类报告，患者通往眼睛的血管因此类手术被堵塞，导致该患者视力严重下降。

麻木的美丽

在"汗腺"一节，我们提到过肉毒杆菌这种物质。在美容手术中，这种物质可以麻痹面部的肌肉。简而言之，这种治疗涉及在面部浅表肌肉中注射肉毒杆菌，使得由肌肉导致的"弯曲型褶皱"变得不那么明显。这种疗法还可以通过麻痹部分肌肉使眉毛的位置得以提升，这种提升效果在3～4个月后就会消退，然后你需要再次接受治疗来维持这种疗效。在经过几次治疗后，被注射过的肌肉会因为长时间的松弛而变得力量较弱。因此，它们也就不再接受收缩锻炼，从而也不会再带动皮肤形成皱纹。此外，我们可能会养成频繁制造皱纹的"习惯"。肉毒杆菌疗法也存在一定的副作用，如果有的人很不幸地将其注射进了错误的位置，就会令其他肌肉发生麻痹。最常见的副作用就是眉毛会变得一高一低。

如今，在某些地方，肉毒杆菌疗法已经成为美容护理中不可或缺的一个项目。在好莱坞荣获奥斯卡奖的演员中，无数女演员及一些男演员都有着平滑无瑕的额头。对此，我们是否需要考虑一下这种年龄增长的表达缺失对社会及我们的影响呢?

有几项小规模的研究现已证明,使用肉毒杆菌去除前额皱纹会对抑郁症或忧郁症起到改善作用。这些患者并不一定是对面部皱纹感到困扰。根据可追溯至查尔斯·达尔文与心理学家威廉·詹姆斯时期的"面部反馈假说",人们试图去理解造成这一现象的根本原理。这个假说最近遭遇了一些阻力,它主要讲的是面部肌肉的收缩会向大脑的情绪中心发送信息。微笑能够增强并维持人的幸福感,愤怒则会做与之相反的事。由于使用肉毒杆菌能够麻痹肌肉,而从面部到大脑的反馈机制也因此被破坏,从而减少了传递负面情绪的可能性。其他人则会比较好奇,因外表的变化而获得的来自外部环境的正面反馈,是否会对人的心情造成影响?

患有罕见的莫比乌斯综合征的人也会对此有同感,他们的面部肌肉存在先天性麻痹。有人这样描述这种感受:"我会想到喜悦,也会想到悲伤,但我既不能感到喜悦,也不能感到悲伤。"

接受肉毒杆菌治疗的人在读取别人的感受方面可能会面临一些困难。当我们看到另一张脸时,会不自觉地模仿对方的情绪和面部表情,这是人们对彼此间的反射。当我们不再能模仿别人的情绪时,我们向大脑发送的处理情绪与想法的信号就会更少,我们的理解力与同情心就会被极度弱化。有的人会好奇,这会对那些使用肉毒杆菌的父母处理亲子关系造成哪些影响?

我应该选择哪种疗法

那么,人们应该怎样应对皮肤衰老与皱纹的形成呢?

在我看来,我们必须进行如下处理。

1. 你需要适应自己的皮肤会长皱纹和老化这一事实。

2. 你必须戒烟，并做好防晒工作。

3. 你可以在除皱面霜及阻止和减缓皮肤皱纹增长的治疗方面花一些时间、精力和金钱。

4. 不要过度保养皮肤，否则你很可能收到更糟糕的效果。

如你所见，现在有很多不同的疗法可供选择，你需要做的就是确认自己是否真的想要对皮肤进行治疗。进行治疗的动机可能是希望自己变得更好看，或是预防与衰老相关的皮肤疾病。

防晒霜既可以预防皱纹形成，也可以预防皮肤癌。作用于皮肤表面的剥除疗法与微创激光均能够消除皮肤癌的前体。有研究表明，患者在接受会造成表皮伤口与出血的微创激光疗法后的几年里，体内的皮肤癌前体会显著减少。

如果你准备进行美容治疗，就应该提前想好预期的效果。比如，你是否想解决皱纹或肤色不均的问题？再比如，你是想寻求治疗师的帮助，还是想自行治疗？你能否循规蹈矩地保养皮肤？你打算在这类治疗上花费多少钱？此外，还有很多需要考虑的事。

或许最重要的事就是找到一位能够处理好各类并发症的专业而资深的治疗师。

当皱纹不再存在

有一些疾病会导致皱纹减少，更准确地说，是使皮肤变得很紧。这可能听起来极具诱感，但相信我，这和你想的可以说是南辕北辙。我说的是严重的结缔组织疾病：全身性硬化症。

全身性硬化症的特点是皮肤中含有过量的胶原蛋白与结缔组织，这导致皮肤变紧、变硬并且缺乏弹性。这种疾病最突出的症状就是因皮肤太紧而致使身体关节与面部肌肉无法活动。人体最常见的出现此症状的部位就是手指、双手与面部，皮肤中还可能出现溃疡、肿块与色素紊乱。这种疾病还可能波及全身，患者的血管、心脏、食道、肾脏和肺均会受到影响。这种疾病对患者而言是巨大的折磨。

全身性硬化症是一种病因不明的自身免疫疾病。这种疾病十分罕见，并且在治疗时极具挑战性。治疗会涉及使用许多不同类型的免疫抑制类药物，但是疗效因人而异。

人们认为免疫系统的改变是导致这种疾病的原因，但尚不知具体是哪里出了问题。因此，早在 20 世纪 90 年代，医生们认为有一种可以治疗这种疾病的方法，就是整体更换患者全身的免疫系统。首先，给患者服用一种会促使骨髓排空免疫细胞的药物，然后从患者的血液中抽出这种细胞并进行冷冻，再对患者进行高剂量的化疗，使其杀死余下的细胞。在细胞毒素被彻底排出体外后，紧接着再解冻患者此前的免疫细胞并将其注入血液。如果每一步都如计划般顺利，那么此后存在于骨髓与免疫系统内的免疫细胞应该会更好地发挥效用。

第七章

中年期——当太阳留下印记

许多成年人都很想知道，同龄人中，有谁患了皮肤癌。如果运气不好或是太过粗心大意，我们自己也有可能得皮肤癌。这会对我们造成重大的损失，并时刻提醒我们生命是多么的脆弱。幸运的是，并不是所有皮肤癌都一样危险。皮肤癌主要分为三种类型，其中最严重的一种叫作黑色素瘤，也叫作痣癌。

　　紫外线是人们罹患黑色素瘤的主要因素。浅肤色的人群普遍追求获得小麦色的肌肤，在本章，我会回答与晒黑和黑色素瘤相关的一些问题。日光浴为什么变得如此普及和流行？你应该如何保护自己不受危险的紫外线伤害？怎样能自行排查黑色素瘤？黑色素瘤应如何治疗？

美黑快乐吗

　　人类就像其他生物体一样，受到太阳的吸引。星期日（Sunday）一词的意思就是太阳日，也就是大晴天。人们在这一天原本应该把所有事都放在一旁，去享受太阳的滋养。众所周知，世界上许多文化与宗教都蕴含着对太阳与光明的崇拜。因此，我们这个时代的人同样会被太阳吸引，这也就不足为奇了。尽管在历史上的一些时期，我们确实尝试过躲避阳光。

在 18 ~ 19 世纪的欧洲上流社会，苍白的肤色曾风靡一时，被认为是时尚标志。那时男性和女性都会通过化妆来提亮肤色，而化妆品中通常都含有铅和汞。在格林兄弟的童话故事里，有一位名叫斯诺维特的女主角，她的特点就是肤白胜雪，而在著名画家莫奈、雷诺阿和马奈的画作中，里面的女性形象通常都是为了避免被晒伤而撑着一把伞的样子。迁居到热带地区的欧洲移民一旦得了原因不明的病症，通常都会把太阳当作替罪羊，尽管引起他们生病的原因一般都是某种感染。

后来人们才终于对此事的态度有所改观。紫外线就是致使皮肤晒伤的射线，这一真相被发现于 1801 年。1870 年左右，人们证实这种射线有可能引发细菌感染。1903 年，祖籍为冰岛和法罗群岛的丹麦医生尼尔斯·吕贝里·芬森（1860—1904）被授予诺贝尔生理学或医学奖，这是用以奖励他对于皮肤病特别是皮肤结核可以使用紫外线进行治疗这一事实的重大发现。

自此，晒黑的皮肤从下等人的标志一下子跃升成了社会地位的象征。到了 19 世纪，那些曾经辛苦奋战在室外的阳光下、皮肤晒得很黑的工人阶级变成了在矿井和工业生产中肤色苍白的室内工作者。他们都蜗居在污染很严重的大城市里的那些拥挤不堪的老旧房屋中。

1918 年冬，也就是第一次世界大战结束的时候，居住在柏林的孩子中，有半数都患上了佝偻病，当时也被称为英国病。这种疾病的特点是身体由于缺乏维生素 D 而导致骨骼发软和变形。当时，人们并不知道确切的病因。柏林的一位名叫柯尔特·胡茨辛斯基的医生发现，这些患病儿童的肤色都十分苍白。他尝试着让这些孩子接受汞石英灯的照射，这种灯会发出紫外线。结果，这些孩子纷纷痊愈了，他们的骨骼变得更强壮了。他发表了这一实验结果，而这又进一步推动了人们对阳光的热情。许多人认为，如果阳光对患者都能有好处，那它是不是肯定对我们这些健康人更有利呢？

从此，户外活动对中产阶级和上流阶层的人变得极有吸引力。像帆船、高尔夫、网球与骑行这样的运动成了时尚。在 20 世纪 20 年代的杂志与报纸上，通篇宣传都是阳光的治愈效果。

1926 年，一家美国的医学期刊建议家长们应该带新生儿做日光浴，最好也晒黑。

法国著名女设计师加布里埃·香奈儿被认为是现代小麦色肌肤创始人。在法国里维埃拉度假期间，她在一艘洒满阳光的游船上睡着了，回到巴黎时就轻松收获了小麦肌。据说，她还对《时尚》杂志说："属于 1929 年的女孩一定要有小麦肤色……金棕色的肌肤是时尚潮流的风向标！"

近几十年来，名人和女演员身上一直保持着这种时尚潮流。晒黑的皮肤成了从盛产阳光的地区旅游归来后人人可见的重要纪念品。我们很可能都说过或听别人说过这样的话："你的肤色晒得太美了，最近去国外旅游了吗？"那些最极端、最渴求阳光的游客会在晒日光浴的时候，在自己的脸周围放置很多金属反光物。

相比于 19 世纪盛行的白皙皮肤，当前处于流行地位的日光浴美黑也已经引领潮流数十载。小麦色肌肤成了健康、社会地位与成功的象征。

但是有些人无论做出多么努力的尝试，都无法获得这种现代流行的肤色。有些人需要晒很久才能获得小麦色肌肤，而有些甚至一无所获，这种情况尤其会发生在长红发的人身上。

红色素

黑色素一共分为两个不同的版本，这两者都产生于表皮的色素细胞。

最常见的色素是棕黑色，叫作真黑色素；另一种类型的色素则是有些发黄的红色，叫作褐黑素。在发色和肤色都很深的人群中，黑色素会占据主导地位，而拥有浅发色的人则是被另一种色素主导。正是这种黄棕色素与人体浅表处的血管共同构成了嘴唇与乳头处的红晕。

在欧洲的人口中，只有一小部分人长有红发，但是体内含有褐黑素的人所占比例高达40%。如果想长有红发，通常来说，这个人必须同时从父母双方遗传到这种色素基因。而这意味着即使父母不是红头发，也有可能生出长有红发的孩子。

红头发在英国人中格外常见，特别是在苏格兰地区，以及爱尔兰。但是在俄罗斯部分地区，红发也在人群中占有很高的比例，其中最有名的就是乌德穆尔特地区。它位于莫斯科东北方，乘坐飞机两小时可达。

或许是红头发只占少数的原因，因而流传着很多关于他们的说法。有人说红头发的人热情而易怒；有人说红头发的人情欲旺盛；还有人说红头发的人对寒冷很敏感，并且对疼痛的承受能力比较低。

尽管这些说法与医疗科学存在距离，但最后一个说法很有可能是真的。有科学研究曾经针对红发人群是否会感到更多的疼痛这件事进行测试。在一项由近15万名美国护士参与的研究中，通过问询我们得知，长有红头发的护士均表示她们比非红发的护士更容易受到疼痛的困扰。另一项研究对局部麻醉的效果进行了测试，该项研究请来30位红发的人与30位非红发的人进行对比。结果显示，红发组的人比另一组人接受局部麻醉的效果差。然而，在其他研究中则没有发现这样的差别。当我要为一名红发患者实施手术时，我依然会在给他的皮肤动刀前，格外注意地去检查麻药是否已经生效。

阳光 + 奶酪 = 色素

当阳光照射在皮肤的表层细胞上时，细胞会产生一种微量的激素：黑色素激发素，简称 MSH 激素。这种激素会附着在表层附近的色素细胞上并开始产生色素。有时候 MSH 激素很容易就会粘连在色素细胞上，就像戴上一只手套一样，它会加剧产生真黑色素，只需短短几天，肤色就会由浅转深。

如果 MSH 激素没能轻易地附着在真黑色素的受体上，结果就是皮肤中会产生更多的褐黑素。由于遗传方面的原因，长有红头发的人体内色素细胞的受体会有所不同——它们不像是一只完整的手套。你可以想象一只只有 4 根手指的手套，这势必会导致抓握东西的时候有些困难。

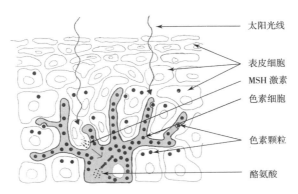

注：太阳光线会导致表皮细胞中生成 MSH 激素，而 MSH 激素会促使色素细胞产生黑色素。太阳光线还会导致色素颗粒转移进入表皮层。

生成这两种色素的起始点源于一种小型氨基酸：酪氨酸（tyrosine）。酪氨酸是人体中含量较为丰富的一种物质，来源于富含蛋白质的食物，例如鸡肉、鱼肉、牛奶和奶酪。实际上，酪氨酸一词来自希腊语中奶酪这个词 tyros。要想形成黑色素，人体内的氧气就必须与干酪物质，也就是酪氨酸发生偶联。这个过程需要用到大分子物质"酪氨酸酶"，而它仅存在于色素细胞中。

当酪氨酸这种氨基酸在色素细胞中经过一系列化学反应后，就成了色素。然后，许多色素分子会结合在一起，形成圆形的小色素颗粒。这些色素颗粒仅有1‰毫米大小，也就是一微米。与之相比，人体内的血细胞则通常有7微米大。

就像我之前提到过的，这些色素细胞看起来就像墨斗鱼，长着长长的触腕。而现在，这些色素颗粒会被输送到这些触腕中。当它们抵达触腕末端时，就会被色素细胞"喷射"出去，并被吸收进表皮细胞中。

这个过程往往会花上好几天。但是，我们为什么在做完日光浴的当天，皮肤颜色就会变有点深呢？这是因为我们体内还有另外一种反应更为迅速、在被阳光照射几分钟后就会开始生效的机制。太阳光线即刻会使这些色素颗粒的颜色变深，而色素细胞很快就会排出色素，这种即时的晒黑效果在数小时或数天后就会自行消失。

表皮细胞中的色素细胞会为细胞核撑起一把保护伞。这些色素会保护表皮中细胞核不受来自太阳的紫外线伤害，由此我们不会被轻易晒伤。紫外线可以导致细胞核中的遗传物质发生改变，并引发皮肤癌。因此，色素最重要的任务就是保护皮肤细胞，进而保护体内的其他细胞不受紫外线伤害。

使我们肤色变深的激素

当阳光照射在皮肤上时，表皮细胞会产生 MSH 激素。除了使皮肤颜色变深以外，MSH 激素还能够促使另外两种激素的产生：第一种与吗啡有些相似，称为 β‐内啡肽；第二种叫作促肾上腺皮质激素（ACTH），它能够促进可的松的形成。你不需要记住它们的名字，重点在于紫外线的照射还会通过这两种激素为皮肤提供止痛和免疫抑制效果。从某种程度上来看，这很符合逻辑：首先皮肤为了阻隔紫外线，会产生更多的色素，而如果你依然被晒伤了，另外这两种物质就会对疼痛与炎症起到缓解作用。看，人体是多么聪明！

很显然，有些人特别喜欢晒太阳，因为在炎炎夏日，躺下并接受阳光的"烘烤"是一件十分惬意的事。晒太阳带来的舒适会让人上瘾，我们管这些人叫"日晒狂"——他们对晒太阳这件事已经达到了痴迷的程度。

如果要对这种上瘾行为进行解释，那可能是由于紫外线导致了人体内自身的吗啡成分，也就是 β‐内啡肽的增加。目前已经通过给那些日晒上瘾者使用吗啡抗体，证实他们会出现戒断反应——这种反应就像对海洛因上瘾的人没能吸食到应得的剂量。来自美国的帕特莉莎·科伦希尔是我们所知道的最有名也最怪诞的"日晒狂"之一。2012 年，她曾被指控虐待儿童，原因是有一天她那全身被晒伤的 5 岁小女儿来到学校，告诉大家她被妈妈带去做了日光浴。

MSH 激素和刚才提到的另外两种激素不仅产生于皮肤，大脑下方紧邻的垂体腺会把大脑与身体其他部位的激素相连接。

爱迪生氏病，也被称为支气管疾病，在这类患者体内，肾上腺形成的可的松的量极少，这会导致他们出现体能下降、肌肉无力、发热、体重降低及一系列其他症状。此外，他们的肤色也会比较深。较低的可的松水平会促进垂体腺产生促肾上腺皮质激素，同时还会产生 MSH 激素。在这样的情况下，导致皮肤中色素形成增加的 MSH 激素就是来自垂体腺，而不是皮肤。因此，在未经阳光照射的情况下，肤色也有可能变深。

人造肤色与人造角质

由于 MSH 激素可以达到使皮肤颜色变深的效果，也就难怪研究人员想尝试生产出人造版本了。试想一下，如果吃颗药片就能拥有小麦色肌肤该多好？

这是亚利桑那大学的研究人员在 20 世纪 80 年代就想到的事情。也许我们可以把 MSH 激素当作一个天然的防晒品来预防皮肤癌？但研究人员遇到了一些挑战。挑战之一是如果把 MSH 激素制成片剂，是不会有效果的，因为这种物质在人体的肠道中就会被分解，无法进入血液。这也是为什么有些药物，例如胰岛素，必须通过注射方式才能发挥效用。

另一个挑战是 MSH 激素在进入人体后分解得非常快：它进入人体半小时后，在血液中就只剩下约一半的剂量。作为一种药物，每天需要加量服用若干次显然是不现实的。对此的解决方案是需要创造出一种与 MSH 激素成分相似的新药物。这种新药物需要通过注射的方式进入人体。

研究人员为此创造了数百种不同的新成分。在一段时间后，能让他们的研究继续下去的只剩下两种分子，他们称之为美拉诺坦 1 号和美拉诺坦 2 号。美拉诺坦（melanoton）这个词是新创建出来的，但是很显然这个名字中含有的 "tan"（晒黑）寓意着该成分对肤色的作用。实际上，把这样一个抓人眼球的词当作新药品的名字是个很聪明的主意。

在对美拉诺坦 2 号进行人体试验时，研究人员发现它除了具有加深肤色的效果以外，一些试验参与者还表示，他们会感到恶心不适，出现皮肤发红等症状。然而，与之相比更值得注意的是，许多人表示在用药后会出现性欲增强的感觉。这种药物增加了男性患者的勃起时长与性欲。现如今，美拉诺坦 2 号也被称为 "芭比药剂"。

美拉诺坦 2 号是一种未经审批的药物，在挪威是买不到的。有些人会从网上订购这种药物，这是非法的行为。用药者必须用注射器自行注射这种药物，而这存在轻微的感染风险。美拉诺坦 2 号具有许多副作用，以至于美国和欧洲当局均针对该药物的使用发布了明确的警告。这种药物有可能导致心脏、肾脏与大脑疾病，并可能引发黑色素瘤或使当前病症加重。使用美拉诺坦 2 号就像是和自己的身体健康对赌。

关于美拉诺坦 1 号的故事就有些不一样了。一家澳大利亚公司买断了美拉诺坦 1 号的使用权，将其应用于一种十分罕见的皮肤病治疗，并获得了许可。这种皮肤病有一个很难念的名字，叫作"红细胞生成性原卟啉症"（erytropoietic protoporfyria）。从业至今，这种病我也仅仅诊断过一次。我认为皮肤科医生们在诊断这种病的时候需要格外小心，但是很有可能他们在整个职业生涯中也遇不到几次——在挪威，患有这种病的人不超过 100 个。

曾经有一天，我在办公室里遇到过这样一位患者，乍一看感觉他得的像是某种不打紧的小毛病。在那次咨询中，一位女士把她的儿子带来了，因为她想知道我对她儿子的病因有什么看法。那是一个五六岁的小男孩，他从来无法承受阳光的照射。当他来到阳光下，仅需几分钟，他的皮肤就会感到剧烈的疼痛。针对他的皮肤检查结果却显示并无异常，但通过一项简单的血液化验，我们发现这个男孩是一位红细胞生成性原卟啉症患者。这是一种遗传性疾病，会引起体内"毒素"，也就是"卟啉"的积聚。当这些毒素与阳光发生反应时，就会对皮肤造成肉眼虽不可见却非常疼痛的伤害。

近些年，人们又研发出了另一种 MSH 激素，叫作"布雷莫莱肽"。这种药物目前正处于治疗女性性欲减退的测试阶段。也许几年以后，我们说不定就会在处方药名单里见到一种新型催欲剂，也就是性兴奋剂呢。

一位女性黑色素瘤患者

　　一位 42 岁的女性坐在我的办公室里，10 天前我为她除去了手臂上的一个棕黑色斑块，因为她发觉那个斑点近期有所增大并且有些变化。我检查过那个斑点，在其中一边的白色区域能看到透出的黑色与猩红色。它看起来很可疑，我在她来问诊的当天就为她做了去除手术。首先，我在她的大臂上注射了麻药进行局部麻醉，然后用手术刀切割进她皮下 0.5 厘米处。我取下的那块皮肤从外观上看像是一艘船的形状，我切除的面积比较大，把整个斑块都切掉了。

　　于是，她的手臂留下了一个开创性伤口，我为她缝合了 4 针。现在，原有斑块的地方留下了一个牛排形的伤疤，长度大约是原斑块直径的三倍。我把这块取下来的皮肤放进了装有福尔马林的玻璃罐里，然后送到我们医院的病理科进行检验。在那里，这块皮肤经过了好几番化学流程的处理。最终，它被横向切割成了若干薄片，被病理科医生拿到显微镜下进行研究。

　　在检查过程中，病理科医生发现这块皮肤组织中的色素细胞异常，在表皮与真皮层之间的过渡区间生长得不齐整，呈簇状。他们对此的诊断是黑色素瘤，也就是痣癌。现在我拿到了这样的检查结果，而告诉她这个不好的消息自然也成了我的任务。我坐下后，仔细地阅读了这份分析报告：

　　　　在表皮与乳突状真皮间的杂巢组织中可见非典型黑色素细胞，无淋巴细胞浸润或消退。未见有丝分裂或溃疡形成。可见不规则沟槽，其厚度为 0.34 毫米。

　　我该怎么把这些内容讲给她听呢？

如果我直接告诉她这是黑色素瘤，她很可能会立刻开始担心她的寿命和之后的生活。我该用什么样的措辞才比较好呢？

黑色素瘤不是个小事，而这种病又相当常见。在挪威，每年都有 2000 多人确诊患上黑色素瘤。尽管他们中的大部分都会活下来，但每天都约有一位挪威患者死于这种疾病。说得更准确一些，2016 年挪威有 306 人死于黑色素瘤。不是只有老年人才会死于这种疾病，因为黑色素瘤在年龄为 25 ~ 49 岁的女性和男性中已经跃居为第二常见的癌症类型，发病率仅次于女性的乳腺癌和男性的睾丸癌。当今黑色素瘤的发病率是 20 世纪 50 年代的 20 倍。挪威人在 75 岁之前，罹患黑色素瘤的风险平均为 2.5%。

黑色素瘤到底是什么？简单来说，它是色素细胞的癌症。但癌症又是什么？癌症就是体内有太多同一类型的细胞，比应有的量多得多，通常是因为这种细胞会不受控制地高频分裂。癌症的另一个特点就是它会出现在人体内不应该出现的地方，并快速生长。良性肿瘤通常是一个结节，它会不断地向附近组织推进，而恶性肿瘤则会长进附近组织中。恶性肿瘤中某种能够长进周围组织的结构，我们可以简单地称为根。此外，癌症除了存在于它原本开始的地方，还可以出现在体内其他地方，我们称为扩散或转移。皮肤的黑色素瘤可以扩散到许多器官上，绝大部分会到淋巴结、肺或肝脏上。如果黑色素瘤出现在肝脏上，不会被称为肝癌，而是扩散至肝脏的黑色素瘤。

幸运的是，我能够确定这位 42 岁女患者的确患有黑色素瘤，但病理科医生告诉我她的病情具有很好的预断结果。她的黑色素瘤很薄，仅有 0.34 毫米，出现大问题的风险很低，大约只有 1%。黑色素瘤的厚度决定了它扩散的潜质。

在癌症还没有机会深入前，她就及时地寻求了医疗帮助。

黑色素瘤的自查

你该如何检查自己是否患有黑色素瘤呢？

这是一个重要的问题。如果你能理解我此时正在写的内容，或许就能救自己或他人的命。最简单的办法就是，如果你发现身体某处的斑点在生长或有所变化，并且与其他部位的痣不同，你就应该对其进行医学检查。特别是如果这个斑点是黑色的，并像小结一样凸起，你就应该有所警觉。所以，最好的办法就是发现你自己身上有哪些斑点和凸起与你长的其他痣存在区别。

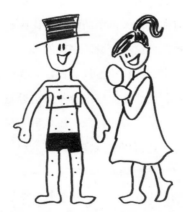

注：与其他痣存在明显不同的斑块或斑点可能是癌症的体现。

黑色素瘤中最危险的一种，我们称之为结节性黑色素瘤，专业术语为"结节性黑素瘤"，是黑色素瘤的 4 种主要类型之一。我不想因为讲述太多而对你构成理解上的负担，但是我的确认为这个内容非常重要，我会相对多讲一些细节。

皮肤上的结节性黑色素瘤通常像一个坚硬的黑色肿块，使其变得危险的是它在皮肤中会"向内"生长，而长进皮肤里的东西又想要从皮肤中伸出来，从而形成了一个结。随着它生长的深入，它会抵达长有许多血管和淋巴管的真皮层，然后就会更轻而易举地扩散到人体内的其他地方。我所说的生长，意思是说它会在短短几周或几个月内发生改变。然而，结节性黑色素瘤可能会出现黑色以外的其他颜色，比如变得更浅或有些发红，它还可能造成瘙痒或出血。

更为常见的一种黑色素瘤叫作浅表生长性黑色素瘤，约有 2/3 的黑色素瘤都属于这一类型。它像一个斑点一样，会生长很长时间。当你的手指划过皮肤时，你很可能都感觉不到它的存在。这种类型的黑色素瘤更容易被检查出来，并且通常比结节性黑素瘤要发展得慢，要花很多时间才能长进皮肤更深处。皮肤上被晒伤过的地方是这种类型的黑色素瘤常见的位置，例如男性的背部和女性的双腿。

浅表生长性黑色素瘤在绝大多数情况下可以使用 ABCD‐检测法进行检查。

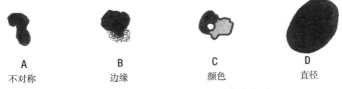

A	B	C	D
不对称	边缘	颜色	直径

注：ABCD‐检测法，皮肤斑块的自查准则。

每一个字母都在提醒我们应该观察什么。字母 A 代表它的不对称性，这意味着黑色素瘤所形成的斑点从中轴线来看，其左右两侧是不对称的。字母 B 代表与正常皮肤的边缘或交界。普通的痣与正常皮肤交界的每一处都是均匀的。如果发现某个斑块与正常皮肤的交界在某个位置突然断绝，而又在其他地方与正常肤色形成逐渐的过渡，你就要警惕了。如果某个斑点与正常皮肤的边缘处看起来很奇怪，你就应该有所反应了。字母 C 表示颜色。良性的痣只会出现 1 ~ 2 种颜色，但如果同一个位置的痣同时呈现出 3 ~ 4 种颜色，例如浅棕、深棕、黑色、红色、白色和蓝色，那么你就有充分的理由去见医生了。

字母 D 表示直径，直径小于 6 毫米的斑点很少是恶性的。那么，6 毫米的斑点到底有多大呢？就差不多是木杆铅笔的平头一端的大小。如果你能用铅笔的平头一端完全覆盖住你的痣，这通常都是个好消息。但有时候，直径不足 6 毫米的斑点也有可能是黑色素瘤。因此，有时我们会给这套检验法再加一条——字母 E，代表进化，挪威语中称为发展。在这里我们又回到了痣的变化与生长的话题。这一点只能通过花一段时间进行观察才能得出结论。因此，你或许可以拿出相机，给身上的斑点拍个照，并在 2 ~ 3 个月后检查一下它是否发生了变化。

了解你自己身上的痣，并且让你的男朋友、朋友或亲属帮忙检查一下你的后背，这是一份不错的人身保障。

有时候患者会告诉我他们想去除皮肤上的一个斑块，因为上面长了毛。我很理解这看起来很不美观，但是有毛发生长的斑点本身并不是皮肤癌的一种危险信号。

还有一种长在脸部的黑色素瘤我也必须简单地说一下。我们通常称之为雀斑黑色素瘤，也就是"恶性雀斑样痣黑素瘤"，它通常起始于面部的棕色斑点。这种斑点长得十分缓慢，并且会发展 5 ~ 20 年的时间。在典型案例中，患者面颊上一开始会出现一个小棕点，在之后 60 年里，这个小棕点会以每年几毫米的速度逐渐扩大，并在最终长到 2 ~ 4 厘米大小。如果它总体呈现均匀的棕色，并且没有出现隆起或黑色区域，那么通常都是没有危险的。此时，最好对其进行治疗，最常用的方法就是将其切除。如果没有进行治疗，这个斑块肯定就会开始向皮肤深处挺进。这种类型的黑色素瘤通常不会致命，主要是因为它长得过于缓慢。

最后一种类型的黑色素瘤常见于手部和足部，并且通常出现在手掌和足底。这些部位上长的痣本身不具有危险性，但是，再强调一次——如果它一直在生长，就需要找医生进行检查了。与其他类型不同，这一类型的黑色素瘤同样会出现在肤色黝黑的人身上。如果罹患黑色素瘤的是非洲人或亚洲人，那他们大多得的就是这个类型。黑色素瘤常见于浅肤色的人群，而这一类型的黑色素瘤在欧洲的分布只占1%。再次声明，我们可以使用上述的 ABCD - 检测法进行自我筛查。最开始的时候，所有黑色素瘤都是一个单色的小斑点，但是它们会逐渐增大，长出更多颜色，并且形成一个小结。

鲍勃·马利

1977 年，鲍勃·马利到欧洲旅游。很长时间以来，他的大脚趾指甲下都长有一块蓝黑色的斑点。马利以为这是他当年踢球时形成的一个微小的伤口，但是它从来没有痊愈过。最终，别人劝他在伦敦寻求医疗帮助。令人震惊的消息是，这个斑点竟然是黑色素瘤。在返回美国后，马利再次寻求医疗帮助，得到的结论是一样的。之后发生了什么我们就不太清楚了。他很有可能拔除了大脚趾，也就是将其截肢。马利具有宗教信仰，并不想接受外科手术。

几年以后，选择不治疗黑色素瘤该发生的事还是发生了，它开始向全身其他地方扩散。1980 年 9 月 23 日，鲍勃·马利在宾夕法尼亚州的匹茨堡举办了他人生中的最后一场演唱会。在那之后，他的身体状况每况愈下，黑色素瘤扩散到了他的大脑和肺部。作为绝望中的尝试，他去德国接受了一种结合维生素、锻炼和臭氧疗法的替代疗法。但这种疗法并没有发挥任何效用，他的身体持续恶化。于是，他放弃了治疗，希望自己能够在家乡离世。他于 1981 年 5 月 11 日在佛罗里达州去世，年仅 36 岁。

他以前踢足球时脚趾受的小伤不可能是这种病的病因。我认为鲍勃·马利只是单纯的运气不好，他体内的某个色素细胞很有可能是从 20 世纪 70 年代初就开始分裂，并且侵略性地生长，以至于那个细胞的后代最终夺取了他的性命。

皮肤中的黑色素瘤始于哪里

前一阵时间，有一位女士忧心忡忡地来到我的办公室。因为最近她的一位朋友确诊患了黑色素瘤，她很怕自己也患有同样的病症。最近这几天，她觉得越来越害怕，所以现在她来找我点痣。她告诉我她全身只有六七颗痣，现在她想把它们都点掉。这些痣没有一个发生过变化，但是她为了能预防黑色素癌，依然想全部解决掉。在她的认知里，如果人的身上一颗痣都没有，就不可能患上黑色素瘤，也就是痣癌。

事实远没有这么简单。

我查看了她的皮肤，没有发现她身上的痣存在任何异常。所有的痣都是圆形的，呈现颜色均匀的棕黑色，直径也都小于 6 毫米。并且，它们都是平的，我没有看到任何一颗痣出现凸起。

她身上的痣发展成黑色素瘤的风险很低，所以点掉所有的痣只会给她的皮肤留下丑陋的瘢痕，弊远远大于利。我给她的建议就是一颗痣都不要点掉。让我来详细解释一下。

痣癌这个词在一定程度上给我们带来了误解，误导性地让我们以为痣癌都是从痣开始的。可事实并非如此，黑色素瘤可以从痣开始，也可以从痣周边的皮肤开始发展。实际上，在所有的黑色素瘤中，只有 1/3 是从痣开始的，其余的则开始于痣以外的其他皮肤部分。每平方厘米的皮肤中含有的色素细胞可高达 2000 个，所以说，具备潜力不受控制地生长并发展成癌症的细胞实在是太多了。也就是说，我们是无法通过点除身上所有的痣来预防日后黑色素瘤的发展的。

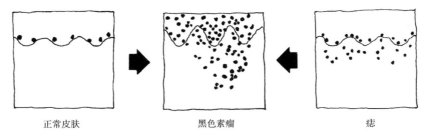

正常皮肤　　　　　　　黑色素瘤　　　　　　　痣

注：**黑色素瘤可能从正常皮肤中出现，也可能从痣中出现。**

很多皮肤科医生都希望能用黑色素瘤替代痣癌这个词，就是想强调黑色素瘤不一定和痣有关系的这个事实。

又会有人说，无论是从痣还是从正常皮肤发展而来的黑色素瘤，最开始看起来都像是一颗痣，因此我们应该留意自己身上痣的变化，这确实有一定的道理。可实际上，我们真正应该注意的是那些发生变化的斑点和凸起。好好了解一下你自己的皮肤吧！

通过去除身上所有痣的方式来避免罹患黑色素瘤，只能给人提供一种安全的假象，这并非一个好的医学建议。

只要我们有皮肤，就有可能患上黑色素瘤。

局部麻醉

针对黑色素瘤最重要的治疗就是通过外科手术摘除肿瘤，也就是将患处的斑点或肿块切除，然后用缝合的方式来封闭伤口。

当前，这类手术算是相当简单的，因为我们拥有局部麻醉技术，这会使患处的皮肤在无痛的情况下接受手术。局部麻醉是一个很好的发明，最初实施局部麻醉是通过使用可卡因进行的，可卡因来自原种植在南美洲的古柯叶。当可卡因接触皮肤时，皮肤可能会感到有些麻木。

维也纳的精神病学家西格蒙德·弗洛伊德曾对可卡因上瘾，并且使用了很长一段时间。弗洛伊德的朋友兼同事卡尔·科勒将可卡因作为局部麻醉药进行了测试。他是一位眼科医生，并且一直在寻找一种可以用来消除眼部术后疼痛的物质。我们都知道，眼部是人体非常敏感的区域，就更不用说在不实施麻醉的情况下，对眼部进行手术会有多疼了，并且这对于实施手术的医生来说更是一种挑战。科勒通过测试发现，向眼部滴放液态可卡因能够缓解疼痛。这一发现迅速导致可卡因使用需求的上升。此后，科勒又将其推广至美国。在那里，他也因为这一发现成了他所在时代的名人，并获得了一个有点儿搞笑的外号——"可卡科勒"（音译的谐音为"可口可乐"）。

作为局部麻醉剂的可卡因最终还是因其可能导致心脏骤停的特性而失格。此后，人们又发明了比可卡因更为安全的药物。如今，可卡因偶尔还是会被耳鼻喉科医生当作局部麻醉剂，用于鼻腔外科手术，因为它除了能够起到麻痹黏膜的作用，还能够导致血管收缩。

众所周知，可卡因还有可能引起中毒反应，这是因为它会导致大脑中的血清素水平升高。

局部麻醉是怎么起效的呢？因为使用的麻醉剂是脂溶性的，它很快就能够抵达富含脂肪的神经细胞黏膜。在那里，它会通过抑制钠流入神经纤维来破坏神经脉冲。钠从神经中的流失，就像多米诺骨牌那样一个挨一个地掉落。在整个流程完全停止前，应该不会流失掉太多的多米诺骨牌。

黑色素瘤的治疗

苏格兰医生威廉姆·S.汉德利对治疗癌症格外感兴趣。1907年，他曾在医疗期刊《柳叶刀》中提出了一种针对黑色素瘤的疗法，而这种疗法其实只基于一名患者的经验。他提议切除黑色素瘤周围直径5厘米的皮肤及附近所有淋巴结。另一位医生的想法更为激进，他建议切除黑色素瘤和最近的淋巴结之间的所有皮肤。

这样的大型手术可以说是毁灭性的，而非治愈性的。想象一下，如果你的大腿上长有一颗黑色素瘤，首先你需要接受一场手术，从大腿上切除掉这个瘤体，然后又会有一条延伸至腹股沟的长条皮肤被切除，最后腹股沟部位的所有淋巴结都被切除。最后的结果一定是，手术给你留下一条持续肿胀疼痛，并且不怎么灵便的腿。尽管外科手术极少会如此具有侵入性，但这一设想的确为此后50年内黑色素瘤的治疗奠定了一定的基础。

1970年，美国病理学家亚历山大·布莱斯洛研发了一个可以预测黑色素瘤严重程度的好方法。布莱斯洛在测量黑色素瘤在皮肤中的生长深度时发现，如果一个黑色素瘤的厚度最高值不超过0.76毫米，预断病情的结果都很好，也就不必对淋巴结进行切除。这让我们在黑色素瘤治疗方面又向前迈进了一大步。切除淋巴结会出现很多副作用，后来医生们也都开始对黑色素瘤治疗过程中切除淋巴结这一常规操作表示质疑。

加利福尼亚州的唐纳德·莫顿医生开发出了一套相当复杂的黑色素瘤疗法。在挪威语中，我们管这种方法叫前哨淋巴结活检法。这种疗法需要先在皮肤中长有黑色素瘤的部位注射一种染色或辐射性物质，这种染色物质会抵达该皮肤区域内的淋巴结。让我们举个例子，假如一个人的小臂上长有黑色素瘤，接受注射后，这种染色物质最终会来到他的腋窝处，然后腋窝内最先被染色的淋巴结就会被切除。淋巴结往往是来自黑色素瘤的癌细胞会最先安营扎寨的地方。病理科医生会对淋巴结进行分析，如果里面没有癌细胞，就不需要再进行更多的治疗。这样做的好处就是腋窝内余下的淋巴结可以继续留下发挥效用。如果通过检查，发现淋巴结中含有癌细胞，患者就需要切除腋窝中更多的淋巴结，以避免癌细胞的进一步扩散。

这种技术首先呈现于 1989 年举办的医学大会上，并迅速在美国和其他国家得以普及。人们对此空前热情，我们是不是终于迎来了一个在癌症进一步扩散前能够及时阻止它的温和有效的方法？可不幸的是，很多研究结果最终表明，这种疗法并不如预期的那么振奋人心。在著名的《新英格兰医学杂志》上，有一项发表于 2014 年、约 2000 名患者参与的研究，患者们被分为两组，一组仅切除了黑色素瘤，而另一组在接受前哨淋巴结活检后，还切除了一部分淋巴结。10 年后，令人吃惊的是，这两组患者中的死亡人数占比并无差别。

多年以来为患者们带来希望的莫顿医生的疗法现在也陷入了逆境，这令许多人感到很意外。我们知道黑色素瘤还可以通过血液进行扩散，因此很不幸的是，切除淋巴结的疗法尽管仍在被使用，但疗效十分有限。如果发现淋巴结有所增长，现在还可以通过超声波进行检查并手术切除。许多专家认为这是一种行之有效且更为温和的办法。

幸运的是，20世纪80年代末发生的一些事终于将黑色素瘤治疗往积极的方向推进了一步。1988年，研究人员识别出了一种叫作苏氨酸蛋白激酶（BRAF）的基因变体，它对癌症的发展起到了重要的作用。最后，研究人员发现绝大多数的黑色素瘤中都具有这种基因变体，也可以称之为基因缺陷。这为使用细胞毒素药物预防癌症扩散带来了新的希望。

在癌症治疗中，采用化疗早已不是什么新鲜事。在第一次世界大战期间，医生们观察到，受到芥子气攻击后幸存下来的战士骨髓中产生的血细胞会显著减少。这促进了能够阻止细胞，特别是癌细胞，快速生长的药物的发展。然而，这种药剂并不精准，因为它们也会无差别地攻击正常细胞。细胞毒素药物也会抑制人体内健康细胞的正常分裂，常见的反应就是头发脱落，并且许多人会出现腹泻症状。

2011年发表了一项关于一种名为"维莫非尼"的新药物的轰动性研究成果，这是一种会对苏氨酸蛋白激酶基因构成影响的药物。在由一些晚期黑色素瘤患者参与的实验中，这种药物展现出了惊人的良好疗效。在仅仅数个月后，这种药物便获得了有关部门的审批。此后，人们还研制出了几种类型与之相似的药物，这为那些处于黑色素瘤晚期的患者争取到了使寿命得以延长的宝贵机会。

我们是如何知道紫外线会引发黑色素瘤的

预防疾病永远比治疗疾病来得好。据估计，在浅肤色人群所患有的所有类型黑色素瘤中，90% 都是由紫外线或晒日光浴引起的。但我们究竟是何时，又是怎样获得这些知识的呢？

为此，我敲响了一名皮肤科同事办公室的门。他听了我的问题后略显迟疑，显然他也没有一个确定的答案。他找到了收在书架上的一些笔记，这还是他当年在奥斯陆作为一名医学生时记下的。他小心地保管着 1982 年以来所有的讲座笔记，但里面并没有太多与黑色素瘤有关的内容，这很可能意味着这种疾病在彼时还没有得到太多的关注。1982 年，在挪威，每 10 万人中仅有 13 个新增黑色素瘤的病例，而这个数字现已达到了 40。

但是他的讲座笔记中提到了一点，很可能与太阳有关，但具体关联尚不明确。我们彼此相视一笑，并耸了耸肩。他给我的回答是，他其实也不知道太阳与黑色素瘤之间的关联是何时建立起来的。我还得继续查一查。

我不得不去查阅文献，并从查找与黑色素瘤有关的科研文章开始入手。有一篇描述了 1917 ～ 1946 年在纽约市癌症与相关病症纪念医院接受治疗的黑色素瘤患者的文章，共计 862 个病例。其中，关于黑色素瘤的病因，文中提到与皮肤刺激和皮肤损伤有关，而现在我们知道这些并非重要原因。1956 年，在一场由塞西尔·W.D. 李维斯医生在伦敦举行的讲座中，他提到引发黑色素瘤的原因是皮肤的摩擦和损伤，甚至可能是疱疹和皮肤与荨麻的接触！

居住在阳光普照的澳大利亚人最先开始发现阳光有可能是一个致癌风险因素。1957 年发表的一项研究显示，在 173 名患者中，62% 的人身体上存在轻微的晒伤，与未患有黑色素瘤的随机患者对比，后者这一比例仅为36%。1966 年我们得知，澳大利亚昆士兰地区的黑色素瘤患病率是英国的10 倍，而众所周知，澳大利亚很大一部分人口来自英国。我们还发现，出生在澳大利亚的人，比那些成年后才迁居来的人具有更高的患病风险，这进一步说明了儿童和青少年时期暴露在紫外线之下是罹患黑色素瘤的一个决定性因素。

20 世纪 70 年代涌现出了一批针对紫外线与黑色素瘤之间关系的研究，紫外线被列为罹患黑色素瘤的一个风险性因素，特别是儿童时期就晒日光浴及定期晒强烈的日光浴是最为危险的。皮肤类型为浅肤色的人最易罹患黑色素瘤，因为较其他皮肤类型而言，紫外线射入浅肤色人的皮肤深度更深。在绝大多数国家，我们都能看到南北方的差异，居住在日照最强烈地区的人有着最高的黑色素瘤患病率。

关于日光浴

自从 20 世纪初户外活动和日光浴变得流行起来以后，20 世纪 20 年代继而制造出了便于居家使用的日照灯。这种灯会释放出 UVB（紫外线 B 射线），还能让使用者被晒伤，长出水疱，并有可能损伤眼睛。这些灯被称为高山灯，通常仅在面部使用。有些人的父母或者祖父母家里可能有这种灯。1983 年，挪威宣布这种灯为非法商品，但此后很长的一段时间人们还是可以在跳蚤市场上买到。

20 世纪 70 年代时还研发出了能够释放 UVA（紫外线 A 射线）的灯，这种灯主要发出 UVA，但也会发出少量的 UVB，相较之下用起来更安全，因为它们不会那么容易晒伤皮肤，于是就产生了我们所知道的现代日光浴。美国在 20 世纪 70 年代末开了世界上首个日光浴沙龙，此后这样的沙龙在美国境内和欧洲都变得十分普及。

现在去做日光浴的顾客们可以躺下享受 10 ~ 30 分钟的全身照射，这对于那些每周都要做几次日光浴的人来说再正常不过了。日光浴变得如此普及。据统计，世界上至少有 1/3 的成年人都至少做过一次日光浴，而这在年轻女性中格外常见。

与奥斯陆的夏日阳光相比，躺在日光浴床上接收到的 UVB 照射是它的两倍，而接收到的 UVA 照射则为它的 6 倍左右。有人为此解释道，他们使用日光浴室是为了在南部的假期到来前对皮肤进行保护性的晒黑。不幸的是，被 UVA 射线晒黑，并不能达到像晒 UVB 射线那样的防护效果。而 UVB 射线能为人体提供的防晒保护的最大值也不过等同于防晒值为 3 的防晒霜，因此度假时使用防晒值为 30 的防晒霜，其实要比提前去做日光浴有效得多。

后来陆续有报告指出，晒日光浴是罹患黑色素瘤的一个风险因素。统计数据表明，做过 10 次及以上日光浴的人患病风险会增加 34%。

2009 年，世界卫生组织将日光浴划分为致癌物。挪威引入了晒日光浴的年龄下限——不得低于 18 周岁。在澳大利亚和巴西，日光浴已经被禁止。等时机成熟，挪威应该也会发布禁令。

致癌的不只是太阳

能引发黑色素瘤的风险因素远不只是太阳和日光浴。实际上，皮肤上出现黑色素瘤的部位通常并不是常暴露在阳光下的部位，例如，腹部、嘴唇，这意味着一些其他因素也参与其中。

有些人身上长有很多痣，其中一部分是遗传因素。身上的痣总数如果大于 100 颗，那么这个人罹患黑色素瘤的风险就会翻一倍。我们在这里探讨的是痣，而不是皮肤上所有类型的棕色斑点和雀斑。长有浅色或红色头发及蓝色眼睛也会使患病率提升 2 ~ 4 倍。如果与你血缘比较近的家人中有人罹患黑色素瘤，那么你的患病率也会相应增加。此外，还有一些不常见的风险因素，例如患有其他类型的皮肤癌、因为用药而导致的免疫系统机能弱化。患有会导致肌肉活动出现问题的帕金森病、大脑疾病，似乎也是一种风险因素，尽管研究人员目前还尚未找到关于上述引发疾病关联的原因。

统计表明，50 岁以上的男性，尤其是那些独居的男性，具有很高的死于黑色素瘤的风险。因此，也可以说，作为一名 50 岁以上的男性也是一种风险因素。当男性被确诊罹患黑色素瘤时，病症通常已经比较严重了。这意味着男性并不擅长关注自身的皮肤状况和身体变化。

防晒霜的历史

由于我们已经知道阳光是引起皱纹、黑色素瘤及其他皮肤癌的一种风险因素，那么保护皮肤不受其伤害的需求也就应运而生。随着户外活动的增加，许多人需要涂抹防晒霜来避免被晒伤。

1965 年的一天，住在洛杉矶市的一位母亲带着儿子参加试镜。那是一支广告的试镜，产品是一种即将投入生产的防晒霜。这位母亲认为儿子很适合出演其中的一个角色，但是她还有一个小女儿，不能独自留在家里。而试镜时，导演注意到的正是这个名叫朱迪的小女孩，她也被安排了一个角色。正是这个广告里的角色为她日后长久的演艺生涯铺平了道路，她后来成了一名揽获多座奥斯卡奖杯的美国知名女演员。她的名字就是朱迪·福斯特，许多人都是从电影《沉默的羔羊》中的年轻女探员一角开始了解她的。

朱迪·福斯特出现在水宝宝防晒霜的广告片里。一开始，这家公司启用的是一位比较年长的美国男性原住民，把他的红色皮肤和羽毛饰物作为对产品宣传的一种装点，但销售效果并不理想。后来，他们改变策略，把广告的主角换成了一个在沙滩上恣意奔跑的三四岁的小女孩，但身上的泳裤被一只可爱的小黑狗轻轻地扯住了。这一营销创意获得了成功。

水宝宝是由一位名为本杰明·格林的药剂师研发出来的产品。他在第二次世界大战期间曾是一名战斗机飞行员，并获得过军方奖励的奖品"红维派"（Red vet pet），这是美军使用的一种防晒霜。这种防晒产品是在战争期间为那些派驻到热带和太平洋地区的士兵研发的。"红维派"是红色（red）、兽医（veterinary）和石油冻（petrolatum）三个单词的缩写。这是一种质地粗糙黏腻的红色防晒霜。后来，本杰明·格林让这种防晒霜变得更好用。

当然，人们在这之前早就有了对于保护自身不受阳光伤害的需求。早在 7000 多年前，纺织制品刚刚出现，居住在阳光充裕地区的人们便开始穿着轻便透气的衣物来避免阳光的伤害。生活在埃及、美索不达米亚、印度和中国的人们几千年前就开始使用帽子和伞来遮阳了。在古埃及，人们更是会使用大米、茉莉花和羽扇豆的提取物来保护皮肤不受阳光伤害。

20 世纪初，由德国皮肤科医生保罗·翁纳研发的一种西洋栗树提取物为 1911 年投入市场的希欧森和超级希欧森这两款产品奠定了基础。而此后上市的安布尔防晒霜（Ambre Solaire）更是取得了巨大的成功。1935 年，法国化妆品公司欧莱雅也借助这款产品的市场认可度打下了良好的基础。

1938 年，瑞士化学系学生兼登山家弗朗茨·格赖特在登至阿尔卑斯山皮兹布因峰时被阳光晒伤。于是，他决定发明一款防晒霜，并且最终取得成功，德语名为 Gletscher Crème，意思是冰川乳霜，品牌名称就叫作皮兹布因，源于他的那次登山经历。

防晒霜是怎么生效的

防晒霜应能限制紫外线穿透皮肤的射线量，它有两种存在轻微差别的生效方式。最常见的类型就是化学防晒霜，能吸收射线，并将其转化成热量。市面上有很多种化学防晒霜，每家制造商都乐于为自家的产品申请专利。

第二种类型就是物理防晒霜，用被研磨成小颗粒的矿物质来反射光线。你可以把它们想象成无数个微小的镜面，可以把照在皮肤上的射线送出去。二氧化钛和氧化锌是最知名的两种物理防晒霜成分。几十年前，受到工艺限制，这些颗粒比较大，也可以用来反射正常的光线，所以涂抹到皮肤上会很明显。你记不记得有些滑雪者，他们的鼻子上都有个白色的防晒霜斑点？近些年，我们才研发出比较小的颗粒，而现在的物理防晒霜也因而变得透明不可见。

我们通常会向儿童推荐使用物理防晒霜。

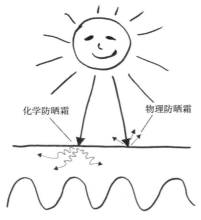

注：化学防晒霜会把紫外线转化为热能，而物理防晒霜则会将紫外线反射出去。

原本发明防晒霜的目的就是为了避免晒伤，因此防晒霜中必须含有能够阻拦 UVB 的物质。这种射线含有很高的能量，并被发现存在于挪威夏季的阳光中。太阳在空中的位置越高，就会产生越多的射线，特别是 UVB 射线。早春时节，阳光中 UVB 射线的含量就开始增加。每年复活节的时候，很多人在山里度假之所以会被晒伤就是因为皮肤在冬季时通常是苍白脆弱的，而春季阳光中开始含有更多的 UVB 射线，并且雪地、开阔地区和高于海平面的高度上的太阳射线更为强烈，来自雪的反射也会使紫外线强度增加不止一倍。

防晒指数可以告诉你一款防晒霜预防皮肤晒伤的效果到底有多好。太阳因子实际上叫作 SPF（晒伤保护性因子），这是可以体现防晒霜保护皮肤不被晒红的有效性的一个数值。如果这个数值是 2，就意味着在皮肤不被晒红的前提下，你待在阳光下的时长可以达到不使用防晒霜时的 2 倍。如果这个数值是 10，那么就是不用防晒霜时长的 10 倍。数值是 30 的保护性就已经很好了，数值是 50 的也只是再好一点点，而防晒指数是 100 的防晒霜也仅仅比 50 的微微强一些。防晒效果随着时间的延长会逐渐趋于平缓。

防晒霜的防晒强度可能并不是最重要的，实际上极少有人会使用足够的量来达到防晒霜宣称的保护效果。例如，涂抹面部和颈部需要一茶匙量的防晒霜，而整整一捧才够涂抹全身皮肤。尽管很多防晒产品都宣称具有防水效果，但一些也会随着水上运动和出汗而被冲洗掉。

防晒霜应该既能防护 UVB 射线，也能防护 UVA 射线。挪威全年的阳光中都含有 UVA 射线，目前还没有专门用于识别防晒霜中的 UVA 射线的防晒指数。在欧洲，有关部门已经在建议用 1 ~ 5 颗星的评价标准来对防晒霜中的 UVA 射线防护进行等级划分，5 颗星代表最高防护效果。当今市面上绝大多数防晒霜都具有针对 UVA 和 UVB 射线的双重防护效果，也就是所谓广谱防晒。

UVB 射线对于我们晒伤与否、皮肤衰老、免疫系统减弱、黑色素瘤的发展及其他类型的皮肤癌最具话语权。UVA 射线也具有类似的效力，但除了对皮肤皱纹形成更具影响力以外，它涉及的范围相对而言比较有限。这是因为 UVA 射线能够射入皮肤更深处，以至于能够对真皮层中的弹性纤维造成一定的破坏。

使用防晒霜有任何副作用吗？防晒霜可能会对皮肤形成刺激，有的人还可能对其中的某些化学防晒成分过敏。有些人认为防晒霜中含有某些有害物质，例如羟基苯甲酸酯或类激素物质，会被人体吸收。这些说法我们目前尚不确定，并且有的情况从未发生在人类身上，仅限于动物实验。

防晒霜能够有效地拦截 UVB，因此也会减少体内维生素 D 的形成，目前尚未有任何与此相关的研究表明这件事的实际意义。人体皮肤仅需极少量的阳光照射就能够产生足量的维生素 D，而目前为止，我们对于人体内维生素 D 的标准含量也尚不明确。很少晒太阳的人，为安全起见，应该服用一些含有维生素 D 的补充剂，或请全科医生对自身的维生素 D 含量进行检测。

使用防晒霜的好处有很多：可以降低晒伤的风险，而晒伤也正是导致人体罹患黑色素瘤以及其他形式的皮肤癌的元凶；可以让皮肤衰老得更慢，也会减少可能由阳光引发的其他皮肤疾病的患病率。

找到一款你喜欢的防晒霜，用起来，并且每次用足量！

我们是如何知道防晒霜可以预防黑色素瘤的

20 世纪 50 年代，我们发现了吸烟与肺癌之间的关联。在科学界，有一种被称为案例对照的研究，是把患者与健康人进行对比。肺癌患者会被询问是否有吸烟的习惯，同样的问题也会被用来询问那些未患有肺癌的人，而这些人的年龄、性别等条件应该尽可能地与肺癌患者相接近。当对这两个组别进行对比时，很明显就可以看出癌症患者组中吸烟的人所占比例比另一组高得多。

如果想用这种方法识别所有类型的风险因素就不那么容易了。患有黑色素瘤的人很可能经常晒太阳，也会因此大量使用防晒霜。如果想要研究防晒霜是否能够对抗黑色素瘤，去询问那些黑色素瘤患者的防晒霜使用情况是没有用的。研究人员必须采用其他方法。

最佳的研究方法就是在人群中开展志愿者试验。一项发表于2011年的试验结果就是防晒霜能够有效抵御黑色素瘤的最强有力的证明。该研究于1992年在澳大利亚的一座城市展开，将参与实验的1600多名成年人随机分为2组。一组在之后的三年内都会收到免费的防晒霜，并被要求每天都涂抹在头面部和手臂上，而另一组只需根据自己的意愿进行防晒，但不会收到免费的防晒霜。13年后，研究人员开始统计这两个组别中罹患黑色素瘤的人数。结果显示，在防晒组中，这一数字为11，而另一组则为22——人数差高达50%。

然而，防晒霜仍然不是最重要的部分，确保自己待在阴凉里，避免在正午阳光最强烈的时候晒太阳，并且佩戴宽边的帽子、棒球帽和穿防晒服其实更重要。

黑色素瘤的筛查

随着黑色素瘤患病率的大幅度上升，关于我们做什么能够使这个数字降下来的问题得到了人们越来越多的关注。

有一种可能性就是对健康的人进行一套系统化的检查，以求在早期就能够侦察到疾病的存在，这种方法叫作筛查。挪威已经引进了针对乳腺癌和宫颈癌的筛查，但是这类筛查项目一直饱受争议。尽管筛查听起来很直观，但并不总是那么有效。其中一个问题就是筛查并不总是能够降低死亡率，而只是能够侦查出更多非致命性的癌症病例，也就是那些人们从来不会自行察觉到的癌症。这种情况通常被称为过度诊断。

50 年前，美国利弗莫尔市曾做过一个关于预防黑色素瘤的尝试。这座城市位于距离旧金山市向内陆方向一小时车程的地方。1952 年那里建起了一座大型研究实验室名为劳伦斯·利弗莫尔国家实验室，最终的员工规模为 5000 人。该实验室还进行了与核武器研发相关的试验。

20 世纪 70 年代初，实验室有 19 位工作人员检查出了黑色素瘤，这比预期的数字高出了 3 ~ 4 倍，有的人害怕这是由实验室中的放射性物质导致的。1984 年，一位皮肤科专家在此启动了一项针对工作人员的信息与身体检查的筛查项目，从中得出的黑色素瘤重症病例的数量戏剧性地下滑，并且根据记录，没有出现任何由黑色素瘤引起的死亡案例。这项研究使人们感到乐观。

也许通过皮肤筛查能够有效地预防由黑色素瘤导致的死亡。

德国对筛查抱有巨大的热情，但……

像欧洲其他地方一样，在德国的石勒苏益格 – 荷尔斯泰因州越来越多的人被诊断出患有黑色素瘤。这一人数的增长似乎很难有所减缓，人们必须得做点儿什么了。有关部门为此启动了一个项目，这个项目包含了癌症筛查、向居民和卫生专业人员普及与黑色素瘤的相关信息，以及对全科医生与皮肤科医生的继续教育。德国政府为所有的成年居民，即190万人提供皮肤检测。有36万成年人参与了这项检测，占总人口的19%。最初的检测结果非常振奋人心：因此病导致的死亡率急剧下降，其中男性降低了47%，女性降低了49%。由于此次结果如此之好，从2008年起，针对德国所有35周岁以上成年人的黑色素瘤筛查就被纳入了德国国家健康保险的承保范围。

　　不幸的是，没过多久他们就开始观察到筛查的效果正在减弱。就在2011年，石勒苏益格－荷尔斯泰因州的黑色素瘤患病死亡率又回到了这一项目启动前的数值。从2008年引进国家筛查项目起，德国国内的死亡率并未有所降低。

　　在挪威，黑色素瘤的患病死亡率甚至比德国还要高。因此，一位皮肤科医生曾提出，我们也应该在挪威开展类似的筛查研究。我们在奥斯陆安排了一场国际会议，并从德国邀请来了参与过该项目的研究人员与皮肤科医生：针对黑色素瘤的筛查能挽救挪威患者的性命吗？此次会议的目标是创建出比此前德国的项目质量更高的一项研究，也就是随机对照研究。对于参与者是否被提供了筛查应该是随机的，并且这样的研究结果是值得信赖的。在德国，所有参与者都接受了筛查，此后他们也就没有可以用来对照研究发现的组别了。

　　结果证明这将是一项规模庞大的研究。如果我们要对年龄在20～65周岁的成年人进行筛查，就像是石勒苏益格－荷尔斯泰因州之前做过的那样，并期待收到10年间黑色素瘤致死人数减少30%的结果，我们在一开始就需要邀请130万人参与此项研究，并对其中一半的人进行筛查。实际上，我们必须要检查一万人才能避免由黑色素瘤导致的一个死亡案例。

　　下面的这些计算将表明这项研究的工作量究竟有多大：如果每位皮肤

科医生每天工作 8 个小时、每小时筛查 3 个人，那么一名医生每天可以完成对 24 个人的筛查工作。如果要对所有人进行筛查，这位皮肤科医生就要为此工作 27000 天，也就是 100 多年。根据总结，我们认为这个项目所需投入过大，并且不切实际。

通过筛查减少黑色素瘤的致死率，本身就是一件不可能的事。其中一个原因是最凶险的黑色素瘤病例正是那些发展得最快的。这些通常发生在 2 ~ 4 个月内。例如，医生每两年进行一次的检查很难发现它们。这件事告诉我们：当你发现自己的皮肤长了什么东西的时候，你必须考虑去见一下医生。

建议到底是什么

健康的人应该每年去找医生检查他们身上的痣吗？

我经常被问这个问题。答案是否定的，但也有例外。

目前，尚未有科学研究表明，对健康的人进行常规的医疗检查能够挽救生命。你能够对自己身上的斑点进行监测，查看它们是否在形状、颜色或大小上有所变化，并且它们是否与身上其他地方的痣有所不同，这才是更为重要的。

为了预防黑色素瘤，我们必须改变自身晒太阳的习惯，但也不用放弃享受户外活动和风和日丽的机会。我们应避免在正午时分太阳光最强烈的时候晒日光浴，穿戴遮阳帽、棒球帽和防晒衣物来保护皮肤，使用防晒指数至少在 15 以上的防晒霜，涂抹足够的量，并确保足够的补抹次数。

如果你自己或者其他人发现你身上有一颗看起来很可疑的痣，你应该即刻去见医生，并进行进一步的检查。最好多去见几次医生，也可以用手机对可疑的斑点拍照，并在 3 ~ 4 个月后检查它是否有所变化。

有些人应该考虑自己是否至少要接受一次皮肤科医生的检查。身上长有很多痣的人罹患黑色素瘤的风险可能会有所增加。这种风险的升高同样会出现在那些经常晒日光浴、时常被晒伤、亲近的家人中有黑色素瘤患者，或长有自己很难判别的"怪"痣的人身上。

第八章

中老年时期——皮肤的衰落

大多数人都会在 60 ~ 70 岁时结束自己的工作生涯。此时，很多人的目标就是拥有一个时间自由、可以到处旅行，能有更多的时间陪伴家人，并且有机会追求自己的兴趣爱好的晚年退休生活。

　　但此时最重要的就是健康。

　　看似平静的生活底色下正酝酿风暴。家人、朋友和往昔的同事可能正在与病魔斗争。在之后的若干年里，我和我爱的人的生活又会变成什么样呢？

　　特别是在步入 60 岁以后，我们才真正开始为此前一直以来不健康的生活方式付出代价。如果我们曾大量饮酒或吸烟，后果在此时将会显现出来。我们的皮肤上也会留下之前生活的印记。我们善待它了吗？我们在晒太阳时有小心地做好防护措施吗？

　　这一章的内容是关于人们在 60 ~ 70 岁时高发的各类皮肤疾病。你必须做好心理准备，因为我会提到很多种不同的疾病。除此以外，我会聊一聊 1/3 的挪威人一生中会患上的"良性"的皮肤癌症，以及当我们老了以后，皮肤会发生哪些变化，长出来的那些小赘物和斑点到底都是什么。

皮肤会透露出体内的疾病吗

皮肤本身是一个独立的器官，出现疾病也仅限于皮肤。但就像之前提到过的那样，我作为一名皮肤科医生，有时在看到患者的皮肤变化时，会怀疑这是不是由他体内其他地方的疾病引起的。

例如，皮肤颜色的改变可以向我们透露很多与身体健康状况有关的信息，肤色在很大程度上取决于色素细胞的数量。在那些皮肤白皙的人之中，来自血液的红色也会对肤色造成影响，因此皮肤苍白很有可能是贫血的指征。而黄疸则会引起皮肤或黏膜发黄，这种颜色源于过量的胆汁，也就是胆红素——一种来自血细胞的分解物质，它会通过肝脏排入胆汁。因此，皮肤发黄说明可能患有血液、肝脏、胆囊或胰腺方面的疾病。肝炎也有可能引发黄疸，例如传染性病毒性肝炎。由黄疸引起的皮肤或黏膜发黄，其最清晰的呈现部位是在人的眼白部分。由于过量食用胡萝卜或服用胡萝卜素片而引起的肤色发黄则最常见于手掌和足底。

有些人的眼周会长出黄色扁平结节（睑黄疣），这可能意味着这个人血液中的脂肪含量过高。

皮肤发红可能是很多原因导致的，其中大多数都是由皮肤炎症引起的，因此红色的皮疹十分常见。在下一节我会说一说与脸红有关的事。

患者和我预约问诊的情况很多见，因为他们经常会遇到一个不确定的问题，想找我来确认自己脸上的红色是不是蝴蝶斑——所有的医生和许多患者都知道这个名称。长在脸颊和鼻子上的红疹，也就是蝴蝶斑，可能说明患者患有狼疮（一种专门攻击关节的自身免疫系统结缔组织疾病），这种皮疹可能由阳光引发。在那些被转诊过来找我诊断是否患有蝴蝶斑的患者中，极少数会被确诊。他们所患的通常是一种较为温和的皮脂腺疾病：酒渣鼻，这是痤疮的一种变体，特别常见，并且病况也会因晒太阳而变差。

如果手掌发红，可能是肝病的一种指征。但如果发生在孕妇身上，这也可能是正常现象。如果你观察到某人手掌发红，我建议你谨慎一些，不要自然而然地就判断这个人是因为摄入太多酒精而患有肝病。

皮肤未经阳光照射就变棕色，可能是由各种不同原因导致的。一种名为"血色素沉着症"的疾病，就是因患者体内的铁含量过多而导致的，肤色也会因此变深。在糖尿病患者的皮肤上，例如大腿正面或颈部与腋窝，可能会出现深色的斑点或斑块。

无论是对于年轻人还是老年人，激素疾病都有可能引发皮肤的变化。其中一个例子就是库欣综合征，这种病会导致患者面部肿胀、伸展纹形成、皮肤变薄、皮下组织出血及颈部脂肪增多，俗称牛颈病，患者体内会产生过量的可的松。甲状腺疾病可导致头发稀疏、皮肤增厚。卵巢中的多囊卵巢综合征会引发痤疮、毛发增多和皮肤出油，最常见的并发症是月经失调，此病症多见于年轻女性。

除此以外，虽说相对少见，但有许多种皮肤病也可能是由血液疾病、关节病、维生素缺乏，或癌症导致的。如果某种皮肤疾病无法通过常规疗法有所改善，那就应该考虑接受更为宽泛的检查。皮肤科医生通常会采取活检方法，也就是提取皮肤的一些组织样本，作为对患者检查的开始。

几年前，我在门诊部接诊了一位72岁的男性患者。一位私人皮肤科医生将他转诊到我这里进行牛皮癣的轻症治疗。我为他开了一周三次的全身紫外线治疗，8周后他恢复得非常好。不幸的是，他的病症复发得特别快，且特别严重。我是否应该重新检查诊断结果，并为他做一次活检呢？他患的真的是牛皮癣吗？诚然，任何年龄段的人都可能患牛皮癣，但他的案例有些不对劲。因为对于他而言，瘙痒才是最大的麻烦。通过详细检查，我确定他患的并非是典型的牛皮癣红疹——他全身遍布着红疹和脱皮，以及一些肿大的淋巴结。皮肤活检结果显示他的皮肤中存在淋巴瘤，这是一种十分罕见的皮肤癌。幸运的是，他患的是一种良性变体。借助一些更为积极的治疗，在之后的几年里，我们终于让他基本摆脱了瘙痒和皮疹的困扰。

脸红

脸红是一种主要出现在面部且极少出现在其他部位、因感到暖意而短暂存在的泛红现象。实际上，我本可以在这本书的很多个章节中写出与此相关的内容，因为脸红现象对任何年龄段的人来说都是个问题。

一位女士描述了曾让她感到脸红的诸多情形中的一个："我当时正在一个电子产品商店里排队，我需要送修手机，因为它开不了机了。店员特别清楚且大声地询问我有没有试着重启手机，在我想回答'没有'之前，我感觉到有一股热流直冲我的脸上——显然我没试过重启！就在那时，我觉得店里的所有顾客都在盯着我那张红彤彤的脸。我慌忙低下头，并以最快的速度冲出了那家店。"

对其他人来说，脸红可能属于一种障碍。一名男士谈及脸红时说："人们认为如果是女人的话，会脸红是很可爱的。但如果是男人的话，这就会变得很恼人。我很确定的是，如果我不是因为容易脸红而经常回避人群，我的事业有可能发展得更好。如果我试着在会议中发言，这会让我感到很不舒服。我的脸红，也会让我的颜面受损。"

心理学家雷·克洛兹尔把脸红描述成我们皮肤上可见部位的最显著的变化，它可能发生在我们最不想被人注意到的时候。当我们感到尴尬时会脸红，除此之外，脸红还会发生在我们被表扬、感到愤怒或做爱时。脸红是一种不自觉的行为，并且超出了我们的控制。演员可以模仿微笑、大笑甚至是哭泣的表情，但脸红很难表演出来。

脸红是感受的一种表达，但感受的内容大有不同。

脸会红是由于皮肤中的血管打开，血液中的神经或化学物质也因此对血管中的小肌肉细胞构成影响。

如果是由神经引起的脸红，那么同时还会伴随有出汗。典型的案例是人在感受到压力时，或在发烧或体育运动期间体温过高时，都会出汗。处于绝经期的女性，体内较低的雌激素水平会阻碍大脑中恒温器的正常工作。这是一件非常麻烦的事，但并不危险，绝经期间的面色潮红可通过补充雌激素的方式改善。

并不是所有引发脸红的情况都会伴随着出汗。这种脸红的典型案例就是皮脂腺疾病酒渣鼻、酒精的摄入、服用药物与饮食后的不良反应。

"酒渣鼻"是一种痤疮类疾病，除了皮肤发红以外，还会导致永久的红皮与粉刺。在女性中，这种疾病通常是从脸红开始的。此时我们有几种不同的疗法可供选择：可以选择涂抹含有"甲硝唑""伊佛霉素"或"壬二酸"的乳膏，还可以选择服用抗生素片剂，如果你知道还有一种乳膏（溴莫尼定）可以在数个小时内有效地消退发红症状也是很好的。

摄入酒精也会引发脸红。有些人对所有类型的酒精都会产生反应，这对于具有日本、韩国和中国背景的人是十分常见的。在这些国家中，多达40%的人都会出现所谓"亚洲式红脸"。其原因是酒精在这类人体内的分解过程，就如同一种名为"乙醛"的毒素引发体内肾上腺素和其他应激激素释放的过程。这种脸红通常会伴有心悸和不适。其他人仅在摄入某种酒精饮品后才会脸红，特别是红酒。此外，不一定只有酒精才会引起脸红，也可能是人体对例如"酪胺""组胺"和"亚硫酸盐"等物质的反应。

含有酒精的药物也有可能引发脸红，例如"戒酒硫"（安塔布司）或抗生素药物甲硝唑。食物也会引发脸红，最典型的就是含有辣椒或熏肉的辛辣食物。

在比较极端的案例中，脸红表明患者体内存在比较严重的疾病。最为常见的情况是，患者会感觉到这是一种新的、不同类型的脸红，通常会伴有其他症状，例如，腹泻、头痛、腹痛、呼吸急促、脉搏加快、血压变化或呕吐。此时，由全科医生、皮肤科医生或荷尔蒙疾病专家对患者进行血样的采集是十分必要的。

源于体内的皮肤疼痛

我在医学院执教期间，有一个稍微有点儿奇怪的教学任务就是让学生学会适应要求患者脱去衣物——当然是要以一种自然而得体的方式。

如果患者患有背痛，那么也须对他的皮肤进行检查。引起其疼痛的原因可能是皮疹，例如带状疱疹。不幸的是，一些医生会因为工作过于繁忙而忽略掉这方面的验证，便做出快速的诊断。要求患者脱去衣物并查看他们的皮肤是完整医疗检查中不可或缺的一部分，有时候这么做会带来让医生和患者都感到吃惊的结果。

但其他时候可能会出现与此相反的情况——患者所经历的皮肤疼痛感可能来源于其他部位。

心肌梗死也有可能造成皮肤疼痛。这种痛感会放射至左臂、肩膀或下颌。有一些患者会感觉到这种皮肤疼痛，而另一些患者则会感到肌肉疼痛。我至今都记得著名游泳健将亚历山大·达勒·厄恩是如何在挪威国家广播公司的斯卡弗兰访谈节目中谈及他肩膀处的病症的。如果换作是一位 80 岁的老人说起这些，绝大多数医生立刻就会想到这种疼痛很可能是来自心脏。而对于这样一位年轻且训练有素的男子，这些症状却不幸地一并被挪威和美国的医生们忽略了。

他在一次心脏病发作后离世。

这种可以从其他部位而不是本源处感受到的疼痛，称为牵涉性痛。因此，来自心脏的疼痛会从左臂上感受到，肝脏和胆囊的疾病可能会体现在右肩胛骨的疼痛上，患有脾脏的疾病和肺病可能会感到左肩疼痛，肾病的痛感则可能向下放射至臀部和大腿上。

对于这种现象的解释可能是来自内脏器官的疼痛纤维与来自肌肉和皮肤的疼痛纤维在同一个地方进入骨髓。由于大脑对于接收来自内脏器官的疼痛脉冲信号不是很适应，它会将其解释为来自外部的疼痛。

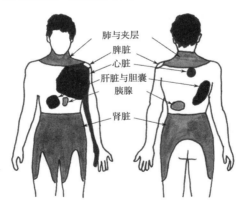

注：牵涉性痛，即从肌肉和皮肤上感受到的来自内脏器官的疼痛。

1933 年有一个比较奇特的研究项目，这是由两名医生进行的一场自我试验。这两位医生对牵涉性疼痛十分感兴趣，并想加深对这种现象的了解。他们决定对自身的一些内脏器官进行破坏，从而标记出这种疼痛的路径。

你可以猜一猜，他们最容易也最有可能利用的是哪个器官？

这两位医生选择了唯一一种位于体外的内脏器官：睾丸。

其中一名医生——具体不知道是哪一位，躺在了一张桌子上。他的一个睾丸被抻拉出身体，其他人开始在上面放砝码。随着睾丸上压力的增加，便开始了对其疼痛部位的记录。当砝码重达 300 克时，这名参与实验的医生感到腹股沟开始出现不适；当达到 550 克时，他的大腿内部也感到了疼痛；当重量达到 600 克时，他还感到了下背部的疼痛。

如果你是一位男性，并且在读到此处时感到不适，这是很正常的。这项实验从此再未被重复验证过。

还有一种与此相似的现象叫作牵涉性瘙痒，这意味着在皮肤某处进行触摸或抓挠会引起其他位置的瘙痒感。这种现象并不罕见，但我从未遇到过会专门为此事来寻求医学帮助的患者。每 4 个人中，就有一个人有过这种体验。读到这里，或许你对这种现象感到有些熟悉。有一位患者说："当我抓挠我的右脸时，我会感觉胸部、接近乳头的位置有尖锐的刺痛感。"一位名为菲利普·伊凡斯的英国医生发表了他的"奇特"体验：当他竖起拇指时，会同时感到舌头上有明显的刺痛感。从解剖学角度来看，这个现象并不容易解释。有些人认为，这是由于胎儿时期部分神经的错误生长导致的。

指甲——通往我们健康的窗口

我们三位皮肤科医生曾站在一起，检查一位 60 多岁的女性患者的皮肤。她几周前新长出了一些皮疹，并且全身散布着薄片状的斑点。该如何诊断呢？有些症状与牛皮癣相符，但是以患者的年龄来看，患病的时间似乎太晚了，还有一些皮疹看起来像湿疹。我们很迟疑，对此都感到有点儿尴尬，因为我们都忘记去检查患者的指甲了！其指甲上所显示的细微变化完全符合牛皮癣的症状。这样一来，诊断结果就非常明确了！

在其他哺乳动物长有爪子的地方，人类和猿猴还长有指甲。有些人，特别是女性，可能会认为关于指甲最重要的事情就是去装点它。其实，指甲是有功能的，只有在完全失去它们时，你才能感觉到这一点。指甲对指尖下面的部分起到了保护作用，并对其施加了反向的压力。这使你对于触摸和运动的感觉更为精准，也更便于你用手做出各类精细动作。我怀疑，如果没有指甲，这世界上就不会有优秀的小提琴家。在从皮肤上摘掉小虫子或碎屑时，指甲也是一种很有用的工具。

从很多方面来看，指甲都是皮肤的一部分。它们的结构和皮肤很像，但含有更多的硬角质蛋白。因为皮肤和指甲是紧密结合在一起的，所以皮肤疾病也会自然而然地导致指甲疾病。其中最经典的案例就是指甲在人体罹患牛皮癣时的变化：指甲下的皮肤变厚会导致指甲被推起并且在甲床中变得松动。透过指甲来看，里面红肿发炎的皮肤可能就像红棕色的圆形斑点，我们有时会管这种斑点叫"油渍"。指甲自身会变得脆裂而破碎，并且表面可能会出现很多小小的被称为顶针样改变的浸入点。

相较于我之前提到过的小面积脱发，也就是"斑秃"，其实指甲里的细微变化更为常见。这种变化可以是指甲上的白线、凹陷或者横纹。在相对少见的皮肤病"扁平苔藓症"患者的身上，他们某一个或所有指甲都会变薄，并出现白色的纵向凹槽。对于那些手部或手指患有湿疹或受到外伤的人，指甲上有可能会出现一道单独的横纹。这道横纹被命名为博氏线，得名于法国医生约瑟夫·奥诺雷·西蒙·博，这样的横纹是由短期内人体营养不良或指甲处供氧不足导致的。而罹患流感、接受癌症化疗、怀孕、营养不良或精神紧张时也有可能长出这种博氏线。当我看到患者的指甲上有这道纹时，我感觉自己就像一位颇具智慧的算命先生：8 周前，你的生活中应该是发生了什么大事，具体是什么呢？

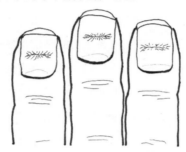

注：手指指甲上的博氏线，说明指甲曾在短期内停止过生长。

指甲中最著名的变化之一，也就是所有医学生在内科医学课程中都会学到的，叫作"杵状指"，也叫作木棍、沙漏或希波克拉底的手指。其表现为手指末端的软组织变得肿大，然后指甲自身从各个角度变圆，看起来就像一个玻璃球状的小壳——这是由肺病引起的。

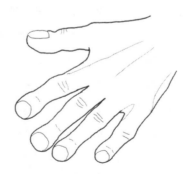

注：由肺病导致的"杵状指"。

如果指甲全部或部分被黑色覆盖住了，这有可能是指甲下方出血导致的，这种情况很常见。如果感到很痛，可以用一片热绷带沿甲床边缘插入指甲下方，这样淤血就会通过挤压被吸出来。这个办法还是我刚当医生时从急诊室学到的，这样做可以即刻缓解疼痛，但医生需要小心地操作。如果把绷带插得太深，触碰到指甲底下的皮肤，我们绝对马上就能听到患者因为疼痛而发出的喊叫声。黑指甲——通常是条纹状的黑指甲，也有可能是因为在指甲生长的区域内长了一颗痣。虽然相对罕见，但痣癌也有可能出现在指甲下方或附近的皮肤中，就像鲍勃·马利的那样。

指甲真菌很常见，特别是在老年男性的足部。指甲真菌使得指甲变成黄白色或棕色，并变得脆裂。针对真菌的治疗方法是接受至少为期三个月的药物疗程，或涂抹医用指甲油，至少使用一年。在开始治疗前，医生应该从患者的指甲上取样，以便确认真菌是否是引起患者指甲看起来不同的原因。

牛皮癣或其他皮肤疾病中出现的白指甲可能是由于表面的"破损"引起的。在相对罕见的案例中，这也有可能是由肝病和肾病导致的。在我们还是孩子的时候，很多人指甲上都长过一些小白点，我们通常会说这是由于牛奶喝得不够或是缺钙导致的。这个说法并不科学，指甲上的白点并非是任何疾病或营养不足的指征。有时候，它可能是由一些手指上的小伤造成的。根据古老的民间传说，指甲上的白点象征着好运，当它们开始出现在你的指尖上时，幸福就会接踵而至。

其他一些可能引起指甲变化的原因还可以是药物的使用，或仅仅是因为过于频繁地接触水和肥皂。

嵌指甲是一个常见的问题，但不在皮肤科医生的负责范围内。如果想起到预防效果，你可以直接横向剪脚指甲，而不是有弧度地剪。这种方法主要适用于大脚趾，能有效防止指甲边缘嵌入指甲周围的软组织。

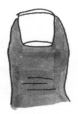
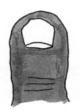

正确方法   错误方法

注：正确地修剪脚指甲能够预防对周边皮肤的损坏，并避免嵌指甲的发生。

如果你的指甲因为受伤脱落了，比如在参加深山远足、足球比赛或遇到意外事故后，幸运的是它还能长回来。手指甲会以每个月 3 毫米的速度生长，而脚指甲的生长速度则是每个月 1 毫米。一片手指甲重新长回来需要 3 ~ 6 个月，而脚指甲则需要 12 ~ 18 个月。如果长期患病或营养不良，指甲可能会长得更慢一些。

药物的副作用

如果我们把疾病放大来看，它似乎是为老年人量身定制的。儿童、青少年和成年人通常还是比较健康的。但当一个人到了 60 岁以后，患病就变得十分普遍了。关于这个，你可以问一问全科医生，接诊的患者中百分之多少是退休人员。这个答案很有可能是超过半数，大多数药物也都是老年人在使用。

但是，药物都存在副作用。统计表明，在开始使用一种新的药物后，约有 2% 的人会长皮疹。因药物导致的皮疹可能是无害且不值一提的，但也有可能是严重且致命的。

我们应该限制对轻症使用药物的其中一个原因，就是所有类型的药物在极为罕见的情况下，都有可能产生致命的副作用——哪怕是那些你随处可以买到的非处方类药物。

有一年的圣诞节前，我正在值班，接到一个来自附近某小医院内部药房的电话。他们那里遇到一名60多岁的男性，身上的皮肤通红，他们怀疑这是他对某种服用了不到一个月的药物的反应。现在他身上一半面积的皮肤都是红的，但其他方面一切正常。

我们就治疗方案达成了一致意见，并认为他应该在当地医院接受后续的跟进观察。幸运的是，我很确定他们已经让他停用了我认为引起他不适反应的那种药。两天后，他们再次给我打电话：那位患者的情况似乎变得更糟了，他的口腔中开始有小创口，几厘米大的水疱遍布他的全身。这使我意识到我们接诊了一个存在严重药物反应的新病例，他的这种反应在医学上叫作"中毒性表皮坏死溶解症"，所以必须进入重症监护室接受全天候的病症监测，以及由皮肤科医生为他进行的日常伤口护理。对他的治疗和烧伤患者的治疗颇为相似，这样严重的药物皮疹会导致皮肤的松脱及皮肤屏障功能的失效。皮肤相当于是完全敞开的，这意味着患者极易被感染，且身体会出现大量的体液流失。此外，患者的眼睛也会受到永久性的损伤。

在这里顺便说一下，还有一种和这个类型的药物副作用十分相似的变体（史蒂文斯–约翰森综合征），曾经的奥运冠军、跳台滑雪选手丹尼尔–安德烈·坦德在某次服用了一片有效成分为布洛芬的止痛药后就出现了相应的症状，他的口腔和眼睛感到了明显的疼痛。

这位60多岁的男性患者幸运地挨了过来，但需要住院三周以上以待进一步观察。

与此同时，我们还在这位60多岁的患者身上诊断出了一种新的疾病：他患有一种低级别的血癌。这体现了与药物性皮疹相关的另一种现象：药物性皮疹更容易出现在那些已经患有某种疾病的人身上。

关于疾病是如何让患者发生药物性皮疹的，我想最好的例子应该就是在那些患有传染性单核细胞增多症，俗称亲吻病的人中，95% 在服用例如"阿莫西林""氨苄青霉素"或"头孢菌素"这样的抗生素后都会长出皮疹。这是一种会在服药约一周后出现的带有一些鳞屑的红色斑点。现在你可能会问，亲吻病明明是一种病毒感染，为什么要给患者开抗生素呢？原因就是亲吻病患者在一开始通常会感到喉咙痛，因此医生很难把他们和那些患有细菌性咽喉感染的患者区分开来。

最常见的药物性皮疹往往出现在患者开始服用新药物后的第 7 ~ 14 天之内，患者体内的免疫系统需要一些时间去发展出针对这种药物的过敏症状。如果患者在此前服用过同样的药物，那么这种反应所需时间就会更短一些。这种反应会产生出大量的、几毫米大小的红色或紫红色的斑点状皮疹。它们还会若干个聚集在一起，形成大的、连成片的皮疹。这种皮疹还有可能在皮肤表面轻微凸起，并在几天后变得十分干燥。它们看起来可能有点儿像麻疹，并且会伴有或轻微或严重的瘙痒感。此外，发热和嗜睡也是比较常见的状况。在引发以上一系列症状的药物被停后，所有与之相关的免疫反应也会在几周内消退。

药物性皮疹有可能看起来各不相同，并且和各类皮肤病都很相似。因此，对于皮肤科医生来说，了解患者近期正在使用的药物就变得十分重要。药物性皮疹有时看起来会有点儿像荨麻疹、皮肤出血或湿疹。

其中，稍显奇怪的是固定型的药物性皮疹。这很少见，但也很有特点。患者在每次服用药物后，都会在身体同一个部位长出一些红疹。这些红疹会在经历过几次色泽变化后，在皮肤上留下一个永久的棕色斑点。这类反应通常都是由止痛药引起的。

之前有一位 68 岁的男性患者通过预约来门诊部看病，我们怀疑他所面临的情况是固定型的药物性皮疹。近几年来，他手上同一个地方已经长过三波红色斑点了。虽然病症并不算很恼人，但他之前到底是对什么起了反应呢？他一直以来都很健康，也没用过什么药物。在退休后，这名患者和老伴在意大利买了一幢房子，而在那里居住期间，他手上的红疹总是复发。最后发现，引发他症状的是一种饮品，特别是含有杜松子酒和奎宁水的饮品。出于好玩，我们在医生办公室里进行了一场小型的试验，然后又在实验室里为他混调出了一种饮品。

在他喝下这种饮品的一小时后，手上的红疹便如约而至，第四次复发了。

奎宁水中含有一种叫奎宁的成分，正是这种成分引发了他手上的皮疹。奎宁最初是一种用来抵抗疟疾的药物，这也是为什么杜松子酒和奎宁水会成为英国殖民者在海外消耗最多的一种饮品。

经常会引发皮疹的药物有抗生素、治疗癫痫和痛风的药物，以及非甾体抗炎药，也就是NSAIDs（例如布洛芬和吡罗昔康）；极少引发药物性皮疹的药物有阿司匹林、吗啡、华法令、胰岛素和可待因。有时候，患者对药物本身的耐受度很好，但是一旦暴露在阳光下就会出现问题。会因阳光引发皮疹的药物通常有"四环素"、止痛药或心脏类药物。有的药物还可能加重已患皮肤病的病情，例如牛皮癣，就有可能因患者摄入β–受体阻滞剂、锂或疟疾药物而加重。

老年人皮肤上的斑点与隆起

众所周知，随着年龄的增长，人的头发会变白、变稀疏，皮肤会长出更多的皱纹。但是你对于皮肤随着年龄增长而发生的正常变化又有哪些了解呢？皮肤上的一些变化会在人的一生中贯穿始终。肿粒、疣、斑点都会出现在皮肤上。这些到底都是什么呢？

在我们脸上，有毛发生长的地方，也会常见一些圆形的、与皮肤同色的小疣。这些被称为真皮痣或胡须疣，有时候它们也会呈现出一点儿棕色。这些都可以请皮肤科医生或外科医生去除掉。曾有一位老妇人找到我，想请我帮她去掉脸上的一颗真皮痣。其实，她完全没有必要这么做，但是她笑着告诉我，这是因为她4岁的孙女总是会指着这颗痣嫌弃它有点儿丑。孩子们总是善于发现皮肤上那些略显奇怪和不寻常的东西。

还有另外一类疣，被称为皮赘或茎疣。这种良性的、柔和的变化就像是皮肤上一个小小的椭圆形褶皱或疣，通常都小于4毫米。它常出现在人的颈部、腋窝或面部靠近眼睑的位置。随着年龄增长和体重的超重，这种皮赘会变得尤为常见。医生们可以将它们切除，你也可以在皮赘根部系一根细线，通过限制那里的血液供应，自行移除它们——这样做的话，几天后皮赘就会自行脱落。

其他类型的肤色改变可以是鸡眼和疣，通常出现在足部，或皮肤较深处，例如颈部的脂肪粒。

在一个人一生中的任何时候，皮肤上都可能出现棕色的斑点或隆起。在40岁前，长出的通常都是痣，此后则通常是黄褐斑或皮脂疣。随着年龄增长，皮肤中的色素沉着也会变得不均，因此皮肤会形成很多浅色的小斑点，这在女性的腿部和手臂上尤为常见。这一状况在医学中叫作"斑点状黑色素过少症"，并且很难治疗。

黄褐斑，也叫肝斑，是一种平整的、轮廓分明并且通常呈椭圆形的棕色斑点，最常见于那些长时间暴露在阳光下的皮肤上。年龄增长也是形成黄褐斑的一个原因。我们不清楚它为什么被称为肝斑，因为与之前一些人的认知不同，它与肝脏疾病并没有什么关系。也许是因为肝斑的颜色和肝脏的颜色很相似——这里可以想一下肝酱的样子。肝脏是棕色的，有一部分原因是由色素脂褐质导致的，同样的色素也被发现于皮肤上的肝斑中。肝斑从几毫米到两三厘米大小不等。肝斑是无须治疗的，但皮肤科医生可以通过冷冻或激光方式将它们去除。预防肝斑最好的方式就是保护皮肤不受阳光的伤害。在所有具有欧洲背景的白人中，90% 的人在过了 60 岁以后都长有肝斑。

　　肝斑可以发展成皮脂疣，也叫作"脂溢性角化症"，是皮肤上最常见的一类棕色赘生物。它们的颜色可以是棕色、灰色、黑色或浅棕色，表面可能会略显粗糙、有光泽、有油光或呈菜花状。它们的大小也会从几毫米至几厘米不等。有时候，它们看起来有点儿像是被胶水粘在皮肤上似的。它们会长在任何部位上，不过最常见的还是在胸部以下、背部、面部以及腋窝处。形成皮脂疣的原因目前还尚不清楚，但遗传与年龄增长可能是一部分原因。医生们可以通过冷冻或刮除的方式去掉人们身上的皮脂疣。

　　皮脂疣的另一个名字叫作老人疣。在我从事皮肤科医生工作最初的几年里，我有时候会对患者用到这个名称，但很快我就发现患者们都不喜欢这个叫法。虽然罕见，但皮脂疣也不是绝对没有可能发生在 20 ~ 30 岁的人身上。而用老人疣这个名称称呼它似乎就有些不妥了。

　　这些棕色的疣和斑点看起来会和黑色素瘤有些相似，这对医生来说也是一件很有挑战的事。很抱歉，在这里我无法提供一个简便的方法帮助大家分辨出二者的区别，但是如果是黑色素瘤，那么它看起来更像一种痣或突起，并且通常是黑色的，外观看起来比较奇怪。如果你对自己皮肤上的东西有所怀疑，请即刻咨询医生。

　　皮肤会随着年龄发红这一变化也很常见。一些靠近皮肤表面、几毫米长的小血管会随着年龄增长变得越发明显（毛细血管扩张），特别是在那些吸烟的人之中。皮肤表面的红色小斑点代表着皮肤中的出血点（老年性紫癜）。在那些 50 岁以上的人群中，10% 的人皮肤上都会出现这个问题。会长这种斑点的通常都是那些常晒太阳、并服用可的松片剂或血液稀释类药物的人。

夏天的时候，和家人或朋友一起去游泳是个很有意思的活动。当然，对于一名皮肤科医生而言，这还意味着其中会掺杂一些工作内容。当人们换上泳装、暴露出更多皮肤，并且身边恰巧就有一位皮肤科医生的话，人们总会控制不住地去问一些问题。其中最典型的一个问题就是，皮肤上这些深红色的小点到底是什么？

它们有可能是血管瘤，大小能够达到几毫米的皮肤中的小簇血管，颜色通常为红色或深红色，有的颜色能达到近乎黑樱桃那么深。因此，它们在英语中被称为樱红色血管瘤。血管瘤多发于 30 岁以后，常见于躯干和手臂，几乎每一个 60 岁以上的人都会长有一个或多个，就算是全身长有50 ~ 100 个也不足为奇。

顺便提一下，当我们谈到樱桃时，还有很多其他食物也会被皮肤科医生用来描述皮肤上的各种现象。天花[①] 会长出"蜜"黄色的外壳，口腔中的伞菌被描述为"干酪"质地。在皮肤疾病结节病中，长出的红疹颜色很像"苹果冻"。而我在本书开篇的章节中提到过胎记，对它的颜色描述则是"葡萄酒"渍。皮肤上一些棕色斑块会被叫作"拿铁咖啡"斑，"草莓"舌则是用来形容猩红热的，而有些红疹则被描述成"鲑鱼"色或"辣椒"色。此外，"鸡皮疙瘩""鱼皮病"和"橘皮"在这里也必须拥有姓名。

---

① 天花的英文是 chickenpox，而 chicken 一词在英文中的意思是鸡肉，也符合作者提出的"食物命名法"。——译者注

　　而这些患病的皮肤正是我们皮肤科医生需要花费大量时间研究的对象！

　　在那些常晒太阳的皮肤上，经常会出现一些红色的、表面平坦但带有轻微屑状的凸起。这些凸起可以通过手指感知到，摸起来有点儿像砂纸的质地。这些凸起是"光化性角化症"，也叫作"日光角化症"，是由阳光引发的角化症或"晒伤皮"。它们的大小约为 5 毫米，颜色可以是红色、棕色或与皮肤同色，并伴有白屑。光化性角化症在白人的皮肤上极其常见，并且在极端情况下可能发展成皮肤癌。关于它的另一种说法是，它来自皮肤内部的细胞变化，可以演变成鳞状细胞癌，是最常见的皮肤癌之一。由光化性角化症发展成癌症的风险目前尚不确定，但许多人认为世界范围内每年的转化比例约为 0.01%。这个比例听起来很小，但由于绝大多数人都是在若干年间才会长出十几个，所以总体的风险比例是在递增的。

如何治疗光化性角化症

　　当你在太阳下待很长时间后，你知道自己的皮肤会被晒伤。而累积晒太阳达到数十年的时间以后，皮肤上就会出现光化性角化症，这会为皮肤带来"持续性的"轻微灼痛感。

　　治疗光化性角化症的目的在于帮助患者摆脱皮肤上的不适感，预防这些致癌因素真的发展成皮肤癌，同时满足许多患者的美观需求——患有光化性角化症的皮肤看起来更衰老，经过治疗后，患处的皮肤会变得越发光滑细嫩。

　　有几种治疗方案可供选择，主要分为两类：一类是由皮肤科医生在办公室操作的，另一类则是由患者自己在家操作的。

有时候，一些患者会不顾我的建议，让已经被阳光损坏的皮肤继续长时间地暴露在强烈的阳光下。每次遇到这样的患者时，我都会忍不住想给他们一个白眼。曾有位患者打电话来要求我加速治疗并压缩时长，只是为了方便他赶飞机去西班牙的阳光海滩过冬。

光化性角化症的斑点可以在皮肤科医生的诊室中被刮除或冷冻去除——使用温度为 –196℃ 的液氮即可。液氮首先被放置在一种特殊容器中，然后通过一个小喷嘴喷到皮肤患处，它会在数秒内持续冷冻。这期间，患者会有一定的刺痛感。用液氮处置后的几小时或几天内，患处皮肤会发红并可能出现碎屑。此后的 1 ~ 2 周内，患处皮肤就会看起来一切正常了。冷冻法也可以用来去除皮肤上的其他变化，例如各种类型的疣体。

针对光化性角化症的还有几种药物可供选择，其中最著名的一种叫作"咪喹莫特"，我曾在本书前面的章节中提到过。这是一种能够对免疫系统起到刺激作用的物质，并且必须每周在患处皮肤上涂抹几次。至于具体的频率，这取决于患者所使用药品的浓度。治疗期间，患处的皮肤有可能发红并发生液化，这对有的人来说是件挺麻烦的事。

在比较少见的案例中，人体的免疫系统会变得过于活跃，甚至导致患者出现发热症状，有些患者描述说这种感觉就像得了流感。

在这里，我想提到的最后一种疗法就是光动力疗法。在这种疗法中，会有一种化学物质配合着光的使用来杀死皮肤细胞。让我来解释得更清楚一些。首先，医生或助理医生会在患者的皮肤上涂抹一些乳膏。这种乳膏中含有一种能够在几小时后穿透并进入皮肤底层细胞的物质（"氨基乙酰丙酸"），并会在那里转化成为"卟啉"。卟啉会"填充"进细胞，并穿透进周围的组织中。到目前为止，还没有对皮肤实施任何实际性的治疗，但当患者的皮肤暴露在外时，里面的物质就会被激活，一种特殊的灯光或阳光都足以激活它。被激活的卟啉会破坏皮肤外部的细胞与血管，这可能会引发疼痛，因为此时皮肤中的供血受到了限制。几个小时后，能够引发皮肤癌的诱因就被治愈了。这种疗法之所以受到人们欢迎，是因为它几乎只会对存在细胞变化的皮肤区域产生反应，而不会对其周围区域皮肤中的健康细胞造成破坏。因此，这是一种能够带来良好美容疗效，并不会留下瘢痕的靶向疗法。

从 20 世纪 90 年代到 2000 年，挪威公司光疗科技的研究人员通过研发出一种新的乳膏 Metvix，改进了光动力疗法。这种乳膏现应用于世界上很多地方的光动力治疗中。2009 年，Metvix 被世界知名制药公司高德美收购。

"良性的"皮肤癌

尽管黑色素瘤相当常见，并且存在潜在的致命性，但有另外两种类型的皮肤癌却是极为常见的。我在这里说的"良性的"皮肤癌类型分别是基底细胞癌和鳞状细胞癌，这两种皮肤癌都最常见于老年期。

在澳大利亚，据估计有 70% 的男性和 58% 的女性在 70 岁之前都至少患过上述皮肤癌中的一种。这很可能是全世界范围内最高的患病率了。在挪威，我们对这方面的数据不是很确定，但据估计，1/3 的人在一生中都会患上这两种皮肤癌中的一种。对这两种病情的诊断与治疗构成了皮肤科医生每日生活中占比很大也很重要的一部分。

尽管这两种皮肤癌在 60 岁以上的人群中最常见，但它们也会发生在年轻人身上。美国女演员黛安娜·基顿因出演电影《教父》和伍迪·艾伦指导的电影《安妮·霍尔》中的角色而闻名。21 岁的时候，她患上了基底细胞癌。她患癌时的年龄早得不同寻常，但她那时的肤色依然非常白皙。

我碰巧遇到过一些患者，在 40 多岁时已经患过基底细胞癌 50 多次了，他们的皮肤上布满了治疗后留下的瘢痕和印记。幸运的是，绝大部分罹患基底细胞癌的人的年龄都更大一些，并且也没有患过那么多次。

基底细胞癌（又名"基底细胞上皮瘤"和"侵袭性溃疡"）是最常见的癌症之一。它几乎总是出现在被太阳晒伤的皮肤和长有毛发的皮肤上，很少见于足底、手掌、嘴唇及腹部的部分区域。不同情形的基底细胞癌看起来也会大不相同，但通常都会出现红色的隆起，或伴有容易出血的开放性伤口的结节，大小也通常小于一厘米。自然生长在老年人面部的伤口一般都是基底细胞癌，除非能证明是其他病症。幸运的是，它们的生长非常缓慢，并且极少会扩散到其他器官。如果在发现一个基底细胞瘤后很多年都不予治疗，任其生长，那么它可能会对下层皮肤、软骨和骨骼造成破坏。这时，你就再也不能把它当作一种良性的皮肤癌了。

皮肤科医生能够体会到的一件事就是，不同的人来看医生时的表现存在着极大的个体差异。有的人可能会问一个小时问题，仅仅是因为一个通常很难诊断的一毫米大小的红斑。而更为惊人的是，有的人身患皮肤肿瘤多年，肿瘤处还可能会流出无味的液体，却从不来寻求医疗帮助。

或许我们不应该感到如此惊讶，因为我们一直都知道，这世界上就是有人对于看医生这件事存在极大的焦虑感。有时候我们遇到这类患者也会感到难过，因为他们身患的皮肤癌已经发展了数年之久，远远不及那些刚出现苗头几个月就被及时发现的情形好治疗。幸运的是，治疗过程普遍比较顺利，但治疗后留下的瘢痕会比较明显，有时还可能会使眼睛或鼻子受伤。

接诊到没有鼻子的患者并对其进行检查时，我很难完全不被触动，我对这类患者的印象的确会比较深刻。

对基底细胞癌的治疗通常都是对患处进行切除。如果患者面对的基底细胞癌不是最为凶险的那种，那么药物、冷冻或光动力治疗也是适用的。就常规操作来说，对于这类疾病的诊断应基于两项检查结果，一是医学检查，二是皮肤活检，也就是从患处皮肤切出一块组织样本。一些皮肤科医生会随着工作的年头积累下足够的临床经验，以至于他们不需要提取组织样本也能够进行诊断。

经过诊断的肿瘤可以在预约的第一位医生那里接受治疗，这为患者和社会都大大节约了时间与花销。

治疗结束后，对患者的情况进行跟进和管理也是至关重要的。一项研究显示，33% 的基底细胞癌患者在此后的一年内都会发展出一种新的病症。

另一种被称为"良性"的皮肤癌就是鳞状细胞癌，也叫作棘突细胞癌，它不如基底细胞癌那么常见。这种癌症可以从"光化性角化症"的细胞转化而来，通常出现在头部、面部、颈部、手臂或腿部。典型的鳞状细胞癌看起来像是一个红色的隆起，有时候会有痛感。对于免疫力低下的人群，它尤其具有攻击性。在这种情况下，肿瘤就会长过两厘米大小，并多见于耳朵、嘴唇或腹部。鳞状细胞癌通常不会扩散到人体的其他部位，却可能致命。针对鳞状皮肤癌的治疗主要通过外科手术进行，有时也会与放射疗法相结合。

人类易罹患的皮肤癌主要分为三种：黑色素瘤（痣癌）、鳞状细胞癌和基底细胞癌。阳光的照射可以提升上述三种皮肤癌的患病风险。短期而密集的日光浴极易引发黑色素瘤和基底细胞癌，而鳞状细胞癌的发病则取决于人体皮肤多年以来接受阳光照射的总量。

因此，鳞状细胞癌更常见于那些从事户外工作的人，例如农民、修路工和渔民。

　　长期从事室内工作的人则更容易罹患痣癌和基底细胞癌。这些人都是最容易被晒伤的，因为他们的皮肤在阳光下尤为脆弱。这些人都有经济条件去山里或海边或热带地区度假，享受短时间内阳光的暴晒。而牙医们又被单独划出了一个职业分组，他们更易罹患黑色素瘤。另外一个易得皮肤癌的职业分组是飞行员，这或许是因为他们在高空中所受到的辐射量较地面有所增加，并且他们经常飞往或停留在阳光普照的地方。

　　1775 年，人类首次证明了致癌物的存在。英国医生珀西瓦尔·波特证明了伦敦的清扫工人是由于长期接触烟灰而引发的皮肤癌。如今，这已经是众所周知的事了。我们都知道有很多化学品（如烟草、酒精、石棉）、辐射及病毒，都会导致各种类型的癌症，但在那时，这些还属于全新的知识。

　　1666 年伦敦大火后，人们开始更频繁地清扫管道。当时的管道都比较狭窄（例如 23 × 36 厘米），所以只有儿童能够爬进去。当时，许多六七岁的小男孩成了成年清扫工人的学徒工。这份工作包括爬下管道并进行清洁。这份工作十分危险，那些卡在管道中的儿童，有可能被烫伤，最严重的则是窒息而死。他们的衣服上满是烟灰，而且这些男孩从来不会清洗自己，或许最多也就每周洗一次。因此，他们娇嫩的皮肤长时间暴露在大量的烟灰中，导致他们中很多人患上了皮肤癌。在那个时候，绝大部分罹患皮肤癌的人至少都有 30 多岁。但由于上述情况，很多小男孩初次患病时还不满 8 岁。

　　这些做清扫工作的男孩和成年男性都患上了鳞状细胞癌。现在我们都知道阳光的照射会引发鳞状细胞癌，但砷、煤焦油、页岩和杂酚油这类化学物质也同样是致癌物。

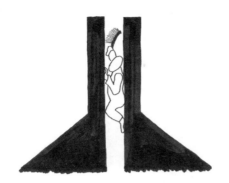

注：一个爬进狭窄管道的清扫男孩，致癌物烟灰遍布男孩的皮肤。

　　粗略地说，较为频繁而又正常地进行分裂的细胞更具有发展成癌症的趋势。基底细胞癌和鳞状细胞癌都开始于表皮细胞，这里的干细胞频繁分裂，以便于皮肤的更新。众所周知，皮肤每个月都会被皮肤中向上"浮动"的表皮细胞替换掉，并最终作为死皮脱落。由于表皮细胞分裂得如此频繁，就会相应地提升它出现问题的风险。这也可能是基底细胞癌如此高发的主要原因，而黑色素瘤则相对少见。这是因为皮肤中的色素细胞的分裂频率远低于表皮细胞。还有一些例子也能证明细胞的分裂趋势决定了常见癌症的类型。在美国，人们一生中罹患结肠癌的可能性约为 5%，但罹患胃癌的比例仅为 1%。其中一部分原因就是结肠中的细胞分裂要比胃部的细胞频繁得多。同样的道理，骨骼组织的癌症是很少见的，因为人体的骨骼就像是一堆"已故"组织，其中的细胞分裂频率非常低。

　　但是，细胞分裂为什么会带来风险呢？这是因为每个细胞在分裂的过程中都有可能出现问题。如果出现了问题，免疫系统就会开始修复这个细胞。但是老年人体内的免疫系统会更容易感到疲累，因此老年人在疾病面前就会显得比较脆弱。

　　其结果就是老年人往往罹患皮肤癌及其他各类癌症最多的人群。

第九章

老年期——皮肤颓势愈甚

我的高曾祖父在距离他 100 岁生日还有 8 天时离世。令人悲伤的是原本的庆祝也因此改为了一场隆重的葬礼。在我们家，高龄是个很特别的话题，所以我们会时常聊起。

　　但是，活到 100 岁很特别吗？在 20 世纪 50 年代，全世界的百岁老人只有几千名。而现在，这个数字是 34 万！据估计，到 2050 年，世界上将会有 600 万名百岁老人。而与此同时，世界上年龄超过 80 岁的人口也会越来越多。据估计，到 2050 年这个数字将达到 4.34 亿，也就是将近 5 亿人。

　　在人类历史的长河中，从未有哪个时代像现在这样，有如此多的老年人。随着年龄的增长，皮肤的状态也会每况愈下，它需要我们的重视、护理与治疗。老年期的皮肤不可谓不重要。

　　当我们垂垂老矣，到了耄耋乃至期颐之年，皮肤又会发生哪些变化呢？皮肤不同的功能与年龄增长之间的关系是怎样的呢？老年人易患哪些皮肤疾病呢？

皮肤屏障功能的弱化

　　皮肤最主要的任务之一就是作为人体的一层物理屏障，更重要的是，它能够将外部的空气与人体内的体液隔离开。它的另一个任务就是把病毒和细菌阻挡在外，并防止有害的化学品渗透进皮肤，进入人体。

　　皮肤屏障的更新在老年人身上比较缓慢，其新的表皮细胞从形成到最终死亡和脱落的整个过程都比年轻人慢，这会让老年人的表皮薄10%～50%。其中一个原因就是，人在年轻时，表皮与真皮层之间的过渡是波浪形的，而步入老年后这种过渡会变得比较平坦。因此，为表皮提供养分的面积就会变小。此外，表皮层只是松散地浮于真皮层上，这会使老人的皮肤变得更为脆弱。在他们的皮肤中，表皮与真皮之间的过渡层常会长出一些小水疱，而后又自行破裂。

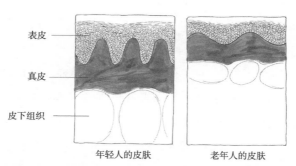

表皮

真皮

皮下组织

年轻人的皮肤　　　　老年人的皮肤

　　注：从年轻到年老，人的皮肤会发生很多变化：表皮会变薄，表皮与真皮层间的"波浪"会变平缓，真皮与皮下组织也会变薄。

　　皮脂分泌的减少可能是由激素水平的降低导致的，特别是睾丸素水平的降低。这会导致皮肤中的保护性脂肪减少，而皮肤屏障的功能也因此变得更弱。

冬日里干燥的空气会对皮肤造成影响，使其变得粗糙、易起皮。这在小腿正面、手背和小臂上尤为常见。干性皮肤对于频繁的清洁是不耐受的，所以老年人应该比年轻人更加注重皮肤护理，并且应尽量减少肥皂的使用。此外，老年人应该避免长时间的热水淋浴或坐浴，因为这会冲刷掉皮肤表面的皮脂。众所周知，热水比冷水更容易溶解脂肪。此处可做比的事例就是，当你用很热水清洗餐具时，残留在杯盘碗碟中的油渍很容易就被清洗掉。因此，我对老年人洗浴的建议是：用温水淋浴，缩短时长，少用肥皂。

很多老年人都会感到皮肤瘙痒，原因就是他们的皮肤屏障功能比较弱，并且皮肤也变得很干燥，但是瘙痒也有可能是其他原因造成的。无论是什么原因引发的瘙痒，多用一些保湿剂总是有帮助的。我经常建议患者使用含有乳酸、甘油或尿素的保湿乳液。尿素也是一种由人体产生的物质，当它接触到皮肤时会很好地与水分相结合，这会使皮肤不再那么干燥。减少洗澡次数、多用保湿乳液是对存在瘙痒症状的老年人最简单也最有帮助的两条提示。

对有些人来说，当皮肤屏障过薄时就会出现湿疹，然后皮肤就会发红脱皮。在这种情况下，这些人除了使用保湿乳液外，还应该定期使用可的松乳膏，或是寻求皮肤科医生的帮助从而获得一些简易的治疗。

疲惫的免疫系统

随着年龄的增长，人体内免疫细胞的数量也会变少。例如，老年人体内的朗格罕细胞数量要比年轻人少 30%。此外，这些免疫细胞的功效也大不如前，而这又会对人体产生很多不同的影响。

老年人的皮肤容易患上程度较轻的感染，特别是最为常见的玫瑰菌感染，也叫作丹毒。丹毒感染会引起发热、身体状态下降，以及可能带来疼痛感的红疹。这种感染来源于一种名为链球菌的细菌。丹毒可能出现在身体上的任何部位，面部和腿部是最常暴露在外的，因而也最容易感染链球菌。原因是这种细菌会想办法穿透皮肤屏障，并试图"混迹"于免疫系统之中。皮肤的皲裂会增加罹患丹毒的风险，此外，干皮、湿疹或皮肤损伤也会提升患病率。在老年人特别是老年男性中，如果腿部或足部患有丹毒，就应该检查他们是否还患有足癣，这也是诱发丹毒的一个因素。临床上一般会采用青霉素片治疗丹毒。

一位 81 岁的老妇人的手臂曾在短时间内遭遇了一场严重的皮肤感染。有一天早上，她正在花园里打理自家的玫瑰花丛，忽然手指上被划了一个小口子。她没有在意，之后继续打理花园。当天晚上她就感到很不舒服，开始发烧。她以为自己可能患了流感。

当天半夜，她被手臂上传来的剧痛弄醒。她说自己从来没有经历过这种程度的痛。她手臂的皮肤通红，上面还有一片片颜色发黑的区域及一些水疱。她这是患上丹毒了吗？并不是，医生经过检查发现她患的是一种十分少见但非常严重的皮肤感染。引发这次感染的细菌名为"食肉细菌"。她所患的病叫作"坏死性筋膜炎"。这是一种会深入皮肤的感染，而这种病的病程也会比丹毒更具戏剧性。医生往这位老妇人的血液中注射了抗生素，并且她之后还要接受手术，这样才能勉强保住她的手臂。这是由链球菌或其他细菌引起的疾病。此前她打理玫瑰时留下的小创口很可能为这次感染打开了方便之门。在这里，我想强调的是，这是人们在修剪玫瑰花后极为罕见的一种恶劣后果。但这个例子的意义在于，它让我们知道了一旦皮肤对细菌的防御失败将会引起多么严重的后果。

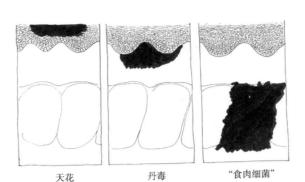

天花　　　　　　　丹毒　　　　　　"食肉细菌"

注：皮肤中不同深度的浅表细菌感染。

超过 60 岁的老年人易患感染带状疱疹。这一点我在之前的章节中提到过，但是真正患上这种病的老人，在疱疹彻底消失前其实会经历很长一段时间的疼痛折磨。为了预防慢性疼痛，在病发后三天内，最好是同一天就开始服用抗病毒药物进行治疗是非常重要的。此后可以使用其他口服药或乳膏协同缓解疼痛症状。有一种含有"辣椒素"的乳膏，在使用几天后，它能够达到"麻痹"皮肤中的神经的效果。在自然界中，辣椒中就富含辣椒素。

老年人可以考虑接种对抗带状疱疹的疫苗，这能够使患病的风险减半。那些已经接种却依旧患上带状疱疹的人，疼痛感也会比较轻微。在一些国家，为 66 ~ 80 岁的人接种这种疫苗已经比较普及。

真菌感染在老年人中也十分常见。足部的真菌感染多发于脚趾之间，患处皮肤发白，会出现增厚和皲裂。如果感染出现在足底，则会伴有脱皮。如果感染是在指甲上，就会导致指甲变成黄白色并有破损。足部的湿润会促进真菌滋生，过于保暖和紧窄的鞋履也会提升罹患足癣的风险。诚然，那些永远打赤足的人是很少感染足部真菌的。我们可以通过剪短脚指甲、保持双足清洁，以及避免在公共更衣室中赤脚走路等方式来预防足部真菌的感染。在足部涂抹一些能够控汗的护肤产品，例如爽身粉，也会很有帮助。在洗脚后，应该确保足部皮肤被完全擦干。此外，还应该经常更换袜子，用60℃以上的水清洗衣物可以有效地杀灭真菌。

皮肤科医生的圈子里流传着一个说法：挪威国内的足癣在第二次世界大战后越来越常见的背后，恐怕是个漂洋过海的浪漫故事。因为第二次世界大战时挪威士兵穿的旧战靴是从美国部队获得的，同时附带的还有里面的真菌。可不管怎么说，穿用旧鞋子都应该格外小心，也算是个不成文的老规矩。

能引起真菌感染的另一个罪魁祸首是念珠菌。在人的一生中，念珠菌都是口腔、肠道和腹腔中的常客。老年人的皮肤也会被念珠菌感染，其他常见的感染部位还有胸下、腋窝、唇周和腹股沟。当人体的免疫系统由于年龄增长、肥胖、糖尿病或健康状况差而减弱时，许多人就会自行感染念珠菌。念珠菌感染引起的皮疹是红色、湿润的，并且我们还可以在其外围处看到一些小丘疹。念珠菌引起的皮肤感染有时看起来可能和湿疹、牛皮癣有点儿像。

我曾在美国的一家皮肤科诊所短暂工作过。当我告诉在那里工作的其他医生我来自挪威时，那些外国同事的第一反应就是笑着对我说，这让他们想起了"挪威疥疮"。挪威疥疮这个名词出现在所有的皮肤疾病课本里。这种病很罕见，是疥疮的一种极端变体。普通的疥疮常见于年轻人身上，基本上都是因为两人共用一张床而导致的传染，中老年人也会被感染，但并不多见。而挪威疥疮则最常见于老年人和免疫系统受损的人。

这种病是因何得名的呢？是不是曾有过一段时期在挪威发生了大规模的感染呢？

1851年，奥地利皮肤科专家费迪南德·里特尔·凡·希伯拉前来挪威首都参观访问。在那里，他观察了一名全身长有大量疥疮的患者。1852年，他发表了自己的观察结果，这种病也就因此而得名。

与那些全身只有 10 ~ 20 个疥疮的患者相比，在遭遇这种疥疮感染时，患者的皮肤中往往存在着数以百万计的寄生虫。他们的皮肤会变得干燥并且很厚，伴有皲裂。皮肤触觉的减弱也是导致人们罹患挪威疥疮的一个因素。这里是指感到瘙痒的能力，对于及时防止皮肤被例如疥虫、虱子和跳蚤这样的寄生虫"入侵"是十分重要的。如今，挪威疥疮也被叫作硬皮疥疮。

肤色与年龄增长

人们随着年龄的增长会逐渐"褪色"，至少在生理上是这样的。

人体内的色素细胞会越来越少，而这也是我们的头发会变白的原因。在年满 30 岁以后，人体内的色素细胞会以每 10 年 10% 的速度递减。较多和极少暴露在阳光下的皮肤中，色素沉着的情况也大不相同。通常被衣服遮盖着的皮肤会失去更多的色素细胞，肤色最终会变得更浅。常年能受到阳光刺激的皮肤，例如面部和手背处，会保有一些色素细胞。在老年人的体内，常暴露在阳光下的皮肤中所含色素细胞的数量是极少晒太阳部位的两倍。其他色素细胞也会消失，也就是痣里的那些。就像之前提到过的那样，我们身上的痣会越来越少，特别是在 40 岁以后。

对于那些肤色本来就比较深、体内含有大量色素细胞的人来说，又会发生什么呢？在美国芝加哥的一项研究中，研究人员对 4 组人群进行了检查：非裔美国人、中国人、白种人和拉丁裔。他们发现每个组的人一生中，面部的色素沉着情况都非常稳定，只有中国人的肤色随着年龄增长存在加深的趋势。然而，随着年龄增长，每组人群面部的变化主要体现在肤色的

"差异性"上，也就是浅色和深色区域的混合度。非裔美国人的肤色始终十分均匀，而其他组的人随着年龄增长，肤色会变得不太均匀。在白种人中，他们肤色不均的情况在 60 岁后变得尤为明显。这种程度的面部肤色不均来源于长时间的日晒。而非裔美国人则得益于他们自身黝黑肤色的保护，并未出现像肤色不均这样的变化。

肤色不均是皮肤老化的标志之一，除此之外皮肤老化还表现为皱纹、色斑、血管破裂、区域性皮肤增厚、肤色发黄。我们会不自觉地把不均匀的肤色当作皮肤的老化表现，并且它还可能是某种疾病的表达。均匀的肤色被视为美丽的标准。皮肤科医生可以通过冷冻、激光或药物等手段帮助人们淡化黑斑。想要预防肤色不均的发生，你可以有效地涂抹防晒霜。对那些皮肤黝黑的人而言，他们体内的色素就是皮肤天然的防晒层，会帮助他们预防皮肤的老化。因此，深肤色的人保持青春的时间也更长。

温度调节能力也在弱化

老年人对极端温度，无论是热还是冷的耐受能力也有所减弱。年轻人能够轻松适应的温度对某些老年人来说，可能十分危险。

皮肤在人体的体温调节中扮演着核心角色。当外部环境很热时，皮肤中的血管会舒张开，便于体内热量向周围扩散。这种反射会随着年龄的增长而减弱，这是因为本应探测温度变化的神经功能大不如前了。此外，老年人的血管还会变得更僵硬。血管周边的小肌肉能够帮助其改变直径，控制它们的增长或减短。而就像人体其他部位的肌肉一样，这些辅助血管的肌肉也会随着年龄增长而逐渐弱化。除此以外，老年人皮肤中血管的数量也会减少。

当外部环境很冷时，人体会通过向躯干运送血液的方式保存身体的热量，与此同时，皮肤会变得苍白。这一功能在人进入老年时也会弱化。

当周围环境温度高于人体体温时，排汗是唯一能够帮助人体降温的方式。老年人排汗的能力也会降低，首先体现在腿部，其次是后背，再次是腹部、胸部和手臂，最后就是面部排汗功能的弱化。

许多老年人皮肤深处的绝缘脂肪组织也会减少，这会直接降低人体的御寒能力。填充脂肪组织的流失也会使老人更容易受到打击和震荡的伤害。在跌倒及其他人体受到"压迫"的案例中，老人能够受到的保护较少，也更容易损伤皮肤、留下淤青甚至骨折。也许有些人还记得几年前风靡一时的髋骨防摔垫，它的问世就是为了弥补老年人填充脂肪组织的不足，老年人佩戴后，即便摔倒也不会轻易造成股骨颈的骨折。这件防护品被命名为赫内斯短裤，得名于挪威时任卫生部部长古德蒙德·赫内斯（1941— ）。

然而，在体温调节中扮演重要角色的并不只有皮肤，其他器官也很重要。如果人体暴露在寒冷环境中，身体中的肌肉会通过发抖的方式来制造热量。对于那些冻僵的人而言，震颤也能贡献出 1/3 的热能产量。老年人的肌肉量较少，会妨碍身体应对寒冷的能力。良好的心肺功能会帮助内脏器官获得更多氧气与养分，这有助于人体维持恒温。人体内的能量既可以供肌肉产生汗液，也可以助其产生热量。

老年人的体温平均比年轻人低 0.4℃，再加上老年人的身体自动调节体温的能力有所减弱，这就意味着年龄大的人通常更倾向于待在温度高一些的地方。我们中的许多人应该都记得，在我们还是孩子的时候，冬天里我们的祖父母更喜欢待在温暖的室内。

然而，如果周围的温度太高，年老的身体也会感到难以应对，容易出现轻微的中暑症状。中暑时的体温通常会超过 40℃，血压降低，大脑功能也会受到影响。中暑患者会突发惊厥，并失去意识。在某种程度上，人体是可以适应温度较高的环境的，但这个过程通常需要时间。闷热的环境也会提升中暑的风险，因为它会使人体排汗的效率降低。中暑是可以预防的，一方面，避免在高温环境中长时间停留，另一方面也可以通过增加无机盐的摄入来预防中暑。饮用足够量的水也是很重要的，这样能够保证身体中含有充足的体液用来排汗。

中暑可能造成严重的后果，但是在挪威，它一直以来都构不成什么大问题。而在美国，就有更多由于热浪侵袭而导致的死亡案例，甚至多过其他的极端天气，例如洪水和龙卷风。据估计，2003 年发生在欧洲的热浪侵袭导致了 70000 人死亡。而据说 2010 年发生在俄罗斯的热浪则夺走了 15000 条生命。

皮肤溃疡

老年人的皮肤上更容易形成开放性的伤口，并且伤口愈合的速度也比较慢。老年人容易患两种比较常见的皮肤溃疡：腿部溃疡和压迫性溃疡。

腿部溃疡通常出现在小腿末端接近脚踝的部位，这种典型的伤口通常是由一些小伤导致的。老年人很可能有腿部肿胀的情况。某一天，一位老人可能损伤了自己浅表处的皮肤，例如走路时不小心撞到椅子腿上。这对他造成的损伤要比对年轻人更严重。因为衰老的缘故，老年人的皮肤更薄，也更脆弱。如果这种创口发生在年轻人身上，几天就能完全愈合，但老年人腿部的伤口却有发展成慢性溃疡的趋势。

患有腿部溃疡的患者会在卫生医疗系统中各个不同部门接受诊治。许多人接受了全科医生的治疗，并且恢复得很好，而其他人可能需要去不同科室就诊。作为一名皮肤科医生，当我需要为一位带着腿伤行走了很长时间的患者进行检查时，我必须先找出病因：这位患者是否患有糖尿病或血液循环系统受损，又或者是受伤的原因比较罕见？糖尿病会弱化骨骼中的触觉，并会导致血管功能降低，因此人体无法获得足够的氧气或养分去形成新的皮肤。功能不良的血管可能是静脉曲张或静脉血管中的瓣膜受损导致的——静脉就是把血液运输回心脏的血管，静脉坏死可能是由血液凝块造成的。在其他案例中，颈动脉也可能引发问题，而这可能是由高龄、吸烟、高血压或高胆固醇造成的。

典型的因糖尿病或动脉坏死产生的伤口往往出现在患者的足部。想要使这类伤口愈合，就必须改善人体的供血情况，可以通过调节血糖或对血管进行手术治疗的方式改善。

因静脉问题而产生的疼痛往往体现在小腿下端。预防腿部肿胀的治疗是十分重要的，此处可以考虑使用支撑性裤袜或绷带。有专门负责处理伤口的医护人员来治疗腿部溃疡，所以他们对于卫生医疗体系而言是非常重要的存在！

最常见的一类压迫性溃疡就是褥疮。如果某人长时间地坐或躺在一个坚硬的物体表面上，或者长时间地保持一个姿势不变，接触面的血液就会被推离皮肤。在睡眠和休息的过程中，健康人通常都能够自如地变换身体姿势，而老人与患者则很难做到。一段时间后，通常只需短短几个小时，其接触面的皮肤和组织就会因缺氧而坏死。这会在人体上留下一个开放性的伤口。尽管护理中心的工作人员都明确知道压迫性溃疡是怎样造成的，但患者身上的褥疮还是会时有发生。因为针对压迫性溃疡的治疗是很有难度的，预防工作就显得尤为重要。

随着年龄增长，人的皮肤愈合能力也逐渐降低。许多实验已经表明，年老的动物伤口愈合的速度比年轻的慢 20% ~ 60%。伤口的闭合需要若干条件，血液中的细胞和蛋白质会促进伤口基底的细胞生长，以及伤口边缘的细胞分裂，并最终完成对伤口的填充。在老年人体内，进行这一系列流程都需要花费更长的时间，其中一部分原因是老年人的供血和总体健康状况都下降了。此外，较低的血液百分比或糟糕的营养状况，也对伤口的愈合十分不利。

在老年人身上，瘢痕也会出现得比较慢，并且看起来不太明显，这是因为其体内形成的结缔组织也有所减少。进入老年后，唯一的好处恐怕就是皮肤不易留疤，对老年人面部实施的小型手术会愈合得非常好，几乎不会留下任何痕迹。

感觉、维生素 D 与外在美

皮肤是人体重要的感觉器官，并且有能力感受到触摸、热、冷、疼痛和瘙痒。这些功能随着年龄增长似乎也会受到影响。

随着年龄增长，皮肤产生维生素 D 的能力会有所下降，但这个情况是不是很重要尚不确定。因为普遍来说，皮肤产生维生素 D 是很容易的一件事。一些研究还表明，血液中维生素 D 水平随年龄增长而产生的变化微乎其微。似乎无论是老人还是年轻人，在夏季和冬季体内维生素 D 的含量存在很大的差异。关于人体内维生素 D 的标准含量目前还存在争议，并且尚无定论。针对维生素 D 缺乏的治疗，对骨骼健康很有利。此外，治疗维生素 D 缺乏，其实还会在一定程度上延长人的寿命，这或许是因为它会减少一个人摔倒的次数。校正维生素 D 缺乏的确很重要，但这并不意味着体内含有越多的维生素 D 就越好。至于维生素 D 是否对预防痴呆症、抑郁症、肌肉疼痛、心脏病、糖尿病、癌症和感染有效，目前尚无定论。

面临维生素 D 含量过低风险的普遍为老年人，特别是长时间待在室内，以及那些本身皮肤黝黑却很少接受日晒的人。对于这些人而言，试着从食物中获取足量的维生素 D 是很重要的。一些食物中富含维生素 D，但可能并不适于满足每个人所需的量。常见的富含维生素 D 的食物有油性的鱼类、鱼肝油、黄油，以及添加了维生素 D 的人造黄油。根据北欧的营养指导标准，每日食用一汤匙鱼肝油或一大份三文鱼，维生素 D 的摄入量就应该是充足的了。

老年人头发的生长也会有所变化。男性的胸毛会有所减少，并且无论是男性还是女性，腋下和私处的毛发均会减少。一些老年男性的眉毛、耳道周围和鼻孔中的毛发会变得粗重。而对于部分老年女性而言，下巴和唇上的毛发生长会较为明显。而不论男女，头发均会随着年龄增长而变白、变稀薄。

随着年龄增长，人也会长出更多皱纹，这是由真皮层的弹性降低导致的，并且真皮层也会变得越来越薄。一位已经退休的女士笑着说："无论我做多少体育运动或身体拉抻，在褪尽衣衫的时候，我的身体看起来就像是穿着一身旧睡衣。"

作为皮肤科医生的我了解到了一件非常真实的事：即便是已经 100 岁的老人，他们对于自己外表的关注也丝毫不逊于年轻人。初为医生时，我曾一度认为老年人早已经过了花费精力关注外表的人生阶段。现在，我会把老年人对皮肤状态与外表的在意作为他们身体健康的标志来看待。一个人对自己外在的忽略可能是一个危险的信号，它可能代表这个人患有抑郁症或缺乏活下去的意愿。

一个人关注自己的身体状态与外表，并保持仪表整洁，说明他有保持健康、成为社会一分子的意愿。

第十章

死亡——皮肤的最终旅程

在一个白人刚刚死亡后，只需几秒或几分钟的时间，他的皮肤就会变得苍白。这是因为他体内的血红蛋白由于氧气消失而失去了原有的粉红色，然后这个人的皮肤会变成浅黄色。尸斑会在人死后半小时至两小时内出现，拉丁语中称之为"死亡瘀青"（livores mortis），它来源于拉丁语词汇lividus，意为青灰色或铅灰色。尸斑最初是紫红色，最常见于耳垂和颈部两侧。一开始，尸斑的分布会比较分散，颜色也相对浅淡。几个小时后，它们会变为青色，颜色逐渐加深，并汇聚成一大片。如果死者皮肤黝黑，则比较难看到他身上的尸斑。

尸斑的形成其实是皮肤中血液的积聚。在活人的身体中，血液时刻都在循环，但随着心脏停止跳动，这种循环自然也会骤停。由于重力因素，血液会流向离皮肤表面最近的地方。在死后最初的几小时内，尸斑会随着按压而消失。但到 12 个小时以后，它们便不会因外力而消失，因为此时尸体内的血液已经不再是液体了。

尸斑可以被用作可疑死亡案件中的调查依据，它们能够证明死者的死亡时间。此外，它们还能提供与死者死亡 24 小时内的尸体姿势有关的线索，因为尸斑的位置是由重力决定的。

另外一个典型特点就是，死亡后的 2 ~ 5 小时，尸体会变得僵硬。这被称为尸僵或拉丁文中的"死亡僵直"。在扩散到全身，例如双臂和双腿之前，尸僵最先会出现在死者颈部和面部的肌肉处。尸僵最晚出现在死者死亡后的 12 个小时，并会在 1 ~ 3 天后开始消失。就像之前提到过的那样，皮肤中的小肌肉能够牵动体毛，而在死亡后，这些小肌肉也会变得僵硬，这就会导致死者的毛发竖起。当你亲眼看到一具尸体时，很可能你和他的身上都会有鸡皮疙瘩。

如果一具尸体被放在阳光下，它的皮肤也会变成棕色，这就是所谓"死后晒黑"。这和活人短时间晒太阳后肤色会变深的原因一样，阳光中的紫外线会让皮肤中已经"形成"的色素释放出来。

尸体的分解方式取决于所在环境的温度与湿度。由于尸体中的免疫系统已经不再工作，细菌就会开始入侵。在死亡后的 2 ~ 3 天，尸体全身都会布满细菌，这些细菌主要源于肠道。细菌会首先抵达肠道壁、脾脏和胃，之后会到达肾脏和心脏。尸体的皮肤会呈现出褐绿色，这个过程是从右下腹部开始的。这是内部富含细菌的大肠所在位置，并且离皮肤很近。细菌也会入侵浅表处的血管。这会导致血管的颜色变深，并且皮肤上可能会出现像大理石一样的纹路。

最终，表皮会从真皮层上脱离。如果你抬起一具尸体，你可能会发现它的皮肤在大片大片地滑脱。几天后，整具尸体会变得肿胀起来，这是因为里面的细菌能够产生气体。在一些案例中，这能够导致死者的皮肤上出现水疱。很快，苍蝇、昆虫、幼虫、蚯蚓乃至大型动物都会被吸引过来分食尸体，最后剩下的只是分解得最慢的骨架。

与尸体有关的一个秘闻就是，指甲会在人死亡以后继续生长。由于体内细胞再也无法获得新鲜血液，我们很难想象指甲可以在人死亡后继续生长如何能够发生。合理的解释是，人在死亡后，皮肤会失去湿润度。干燥的皮肤开始收缩，与手指皮肤紧密结合的指甲也因为此处皮肤的收缩而显得更长、更清晰。如果是这个原因的话，同样的秘闻还应该涉及头发与胡须在人死亡以后的生长。因为皮肤的干燥与收缩，尸体上的毛发会变得越发明显。如果面部的皮肤被向内收紧一毫米，一名刚刮完胡须的男性脸上就会立刻显出胡茬。

木乃伊与尸体的防腐处理

有时候，皮肤可以被保存数百年甚至数千年之久，这得益于木乃伊化。木乃伊化的发生有可能是个意外，例如化学品、寒冷、空气干燥或氧气缺乏阻碍了尸体的分解，但也有可能是人为进行防腐处理的成果。尸体的防腐处理在古埃及很常见，但也存在于美洲与中国过去的文化中。

古埃及最先进的防腐处理是从去除尸体大脑开始的。他们将一根长棍插入尸体鼻孔，直达大脑；然后搅动这根长棍使大脑组织可以轻松地从鼻子中流出来。此时，头骨内部的清理就完成了。然后，防腐技师就会在尸体腹部的一侧做一个切口，并从这个地方去除所有内脏，这是为了防止肠道细菌分解内脏及尸体其他部位。有时，他们还会把清理过的肠道放回躯干中。防腐尸身中会保留下心脏，因为古埃及人认为心脏是人类思想和感觉的来源。他们会用棕榈酒、香料和草药对尸体内部进行清洁，然后将这具经过处理的尸体置入泡碱中浸泡 70 天。这么做的目的是为了去除尸身的湿润度并延迟它的分解。最后，他们用浸润过树脂、蜂蜡和油脂等各种混合物的麻布将尸体缠绕包裹起来，这样能确保它既能防水也能防止细菌滋生。这说明蜡在尸体的防腐处理中起到了至关重要的作用，因为蜡这个词在科普特语里的叫法就是"mum"，而科普特语又是一种直接源于古埃及语的语言。

最著名的木乃伊就是在 3200 ~ 3300 年前统治过埃及的法老塞提一世和拉美西斯二世。他们的遗体被制作成木乃伊，现陈列于开罗的一家博物馆中，其皮肤呈棕黑色。他们看起来仍栩栩如生，就像是正在沉睡的老者。

如今一些西方国家，尤其是美国，也会或多或少地对尸体进行防腐处理，其目的是延缓尸体的腐败，便于其在葬礼中的呈现，或是确保其可以通过长途运输的方式抵达葬礼的举办地。防腐的方法包括向尸体的血管内注射含有福尔马林的溶液，清空尸体的腹腔，以及使用蜡、硅胶注射、保湿剂与化妆等手段对尸体的皮肤进行修饰。

世界上最古老的皮肤

1991 年，艾瑞卡和赫尔穆特·西蒙夫妇一起去阿尔卑斯山度假。9 月19 日，他们从位于意大利和奥地利交界处的斯米兰冰川上向下走，途中艾瑞卡突然发现不远处的冰上插着一个物体。走近看时，才发现那是一具尸体。只有呈现棕色、皮革样的上半身是可见的。尸体的其余部分都冻在了冰里。这是一名近期死去的山地远足者的尸体吗，还是发生了刑事案件？

艾瑞卡与赫尔穆特对这个地点进行了标记并快速下山，前往最近的村庄，在那里报了警。最终证实那是一具很久以前的尸体。那么，这具尸体有没有 100 年甚至更久远呢？

通过年代分析，也就是放射性碳定年法，表明这是一名生活在 5300年前的男子。这位男子的身高为 165 厘米，体重 61 千克，年龄约为 45 岁。他很可能是死于左肩膀上的箭伤。发现他尸体所在的冰川位于海拔 3210 米的高处。他的尸体曾三次被遗留在 7 米深的山涧中，并且很快就被雪层覆盖住了。正是因为他的尸体处于这样的山涧中，才没有受到冰川移动的影响。这位男子很快被命名为"奥兹"，得名于他尸体的发现地阿尔卑斯山脉－奥兹塔尔峰。有些人也会管他叫提洛尔冰人。他现在被陈列在意大利博尔扎诺市的提洛尔考古博物馆的冰室中。

但是奥兹的皮肤到底是什么样的呢？和我们的皮肤很不一样吗？其实不是的。自他死后的几千年来，他的皮肤都没发生过什么太大的变化。比较令人惊讶的是他身上有很多文身。准确地说，他身上一共有 61 道 1 ~ 3 毫米厚、7 ~ 40 毫米长的条状文身。每条文身之间都是平行排布的，间距为 2 ~ 8 毫米不等。它们都垂直于地面，也就是纵向地纹在了奥兹的身体上，绝大部分都位于他的双腿和后背。这些文身被认为是某种针对肌肉骨骼系统疼痛的诊断与治疗。在用 X 射线对这些文身部位进行检查后，人们发现大部分靠近文身的位置都存在疾病与关节磨损的迹象。

奥兹的遗传物质和遗体都被保存得相当完好，这对于我们了解他的健康状况十分有利。在他身上最有趣的一个发现就是他曾感染过莱姆病，也就是一种由蜱虫叮咬而造成的感染，这种感染或许可以用来解释他的关节病。此外，他还患有乳糖不耐症，并且长有一双棕色的眼睛。大家或许还记得我们在之前的章节中曾说过，蓝色眼睛是人类出现得比较晚的一种体征。再者，他的血管存在钙化现象，体内有胆结石，并且肠道内有寄生虫。尽管他曾经过的是一种纯天然的生活，但他的身体远没有那么健康。

像这样已故年代久远的遗体皮肤，还有一些其他的案例。比如，丹麦境内就发现过很多沼泽中的尸体，其中最有名的就要数 1950 年发现于日德兰半岛上的图伦男子，他的尸体是在一片泥炭沼泽中被意外挖掘出来的。这片沼泽低温、呈酸性、含氧量极低，这些条件都有效地防止了微生物的滋生。这位图伦男子生活的时代约为距今 2300 年前，但他的面部被保留得出奇地完好。

世界第二高峰——K2 峰，也就是乔戈里峰，高度为海拔 8616 米。当这座山峰周围冰川上的雪融化时，雪水从来不会汇入大海，而是会流向远东地区位于中国境内的塔克拉玛干大沙漠。这个沙漠所在纬度与西班牙南部相当。这片沙漠是世界范围内降雨量最少的地区，因为它恰巧位于像喜马拉雅山这样的庞大山体后的雨影中。当地一天中的气温可从零下到零上 40℃。在这片也被称为塔里木的区域中，已经挖掘出很多具木乃伊，其中最久远的可以追溯到 4000 年前。这些遗体以及他们身上色彩艳丽的衣服都被保存得格外完好，特别是那些寒冬中被埋入干燥盐沙的。许多木乃伊外观的完好度都十分便于我们观察他们的外表。我们可以清楚地看到，与现在生活在该地区的人相比，这些木乃伊的外貌特征都更接近欧洲人。

尽管奥兹在我们发现的木乃伊中是年代最久远的，但他不是最年长的。许多来自不同时期的木乃伊都留存在了美洲大陆上。阿根廷萨尔塔市的博物馆里有一项令人心碎的展览，那里陈列着三具儿童木乃伊。1999 年，这三名生活在距今 500 年前的儿童的木乃伊被发现于安第斯山脉海拔 6739 米的地方。他们是两名女孩和一名男孩，年龄都在 6 ~ 15 岁之间，应该是被当作一场祭祀活动中的祭品被杀害的。

1940 年，考古学家在美国内华达州的一个山洞里发现了一具被芦苇垫包裹着的木乃伊。这具木乃伊的下半身已经只剩下骨骼，仅有头部和一侧肩膀上的皮肤被保留下来。最初，专家们估计这具木乃伊距今应该有 1500 年左右，并将其存放在一家博物馆中。1996 年，考古专家再次将其收回，并使用放射性碳定年法对其进行检查，随后发现这具木乃伊生活的年代可追溯至距今 9400 年！这具木乃伊而后被命名为"洞穴之灵"木乃伊，如今被认为是世界上最古老的一具木乃伊。

这也是迄今为止被保留下来的最古老的人类皮肤。

在解剖室中的记忆

我与死者皮肤的初次邂逅还是在医学院就读的时候。在学校的解剖室中，我们通过查看尸体来学习解剖学的知识。第一眼看去，解剖室就像是一个大厨房，里面有很多水池、钢制的长凳，地上贴着白瓷砖，但不像电视广告里的厨房那样，因为目之所及，根本看不到任何蔬菜、鱼肉的影子。解剖室和厨房在某些方面有着有本质的不同。在这里，你的鼻腔中会充斥着福尔马林和烈酒的气味。房间里很冷，一是因为它本来就冷，二是因为天花板上的灯所发出的蓝白色的光会给人一种阴森森的感觉。长凳上的尸体要么被白布包裹着，要么被浸泡在一个巨大的金属箱中——就像电影和电视中演的那样。

我所在的小组一共有 5 名医学生，我们需要分享一具尸体（你没有看错，就是字面意思）或者在这个语境中，用遗体这个词会比较妥当。我们在这具遗体上使用手术刀和剪刀，割开它的皮肤去查看里面的血管、神经、肌肉和内脏。

从某种角度看，在解剖室里花时间做的事就像是专门为医学专业的人安排的某种启动仪式。我们这样的经历是十分独特的，很少有人体验过。在这里我们要和其他同学一起经受严峻的考验。

解剖学教授总是试图用一种柔和的方式将我们引入这样艰巨的教学内容中。这么做并非徒劳，因为每次在看到躺在金属台上的完整尸体时，总会有个别学生被吓昏过去。

在解散去各自观察分配给自己的尸体之前，我们需要先查看一些已经被解剖过的尸块。我们组的任务是查看和触摸上背部与颈部的椎骨与肌肉。这个预备块的大小约为 35 厘米 × 5 厘米。第一眼看到时，并不会觉得很奇怪，它看起来其实有点儿像肉店售卖的一块带骨肉，尽管肌肉的部分是棕色的。然而，还有一个细节上的差异让我们能够把它和肉店的带骨肉区分出来：这个预备块上部的皮肤并没有被去除掉，上面有一块带着颈部毛发的人皮。

看到这个会带来一些生理上的不适感。我当时并没有觉得那只是一块肉，正是那块死者的皮肤让这个预备块看起来既可怕又具有辨识度。

皮肤是我们最熟悉的身体部分，我们和它的关系也最为亲近。我在解剖室中的经历造就了我，让我成了一名医生，并且还是一名皮肤科医生。但即便抛开专业、兴趣、性别或年龄来看，没有人会对自己的皮肤毫不在意。

皮肤是不可忽视的存在。